全国高等医药院校实验教材

组织胚胎学实验教程

（供基础、临床、预防、口腔等医学专业使用）

主　编　陈晓蓉　卓煜娅
副主编　姚玉芹　杜久伟
编　委　陈晓蓉（安徽医科大学）
　　　　卓煜娅（蚌埠医学院）
　　　　贾雪梅（安徽医科大学）
　　　　姚玉芹（安徽高等医学专科学校）
　　　　杜久伟（淮南理工大学）

U0343257

安徽科学技术出版社

图书在版编目(CIP)数据

组织胚胎学实验教程/陈晓蓉,卓煜娅主编.—合肥:
安徽科学技术出版社,2004.2(2017.8重印)
全国高等医药院校实验教材
ISBN 978-7-5337-2893-9

Ⅰ.组…　Ⅱ.①陈…②卓…　Ⅲ.人体组织学:人
体胚胎学-实验-医学院校-教材　Ⅳ.R329.1-33

中国版本图书馆 CIP 数据核字(2004)第 005677 号

组织胚胎学实验教程　　　　陈晓蓉　卓煜娅　主编

出　版　人:丁凌云
责任编辑:黄　蕾
封面设计:王　艳
出版发行:安徽科学技术出版社(合肥市政务文化新区翡翠路 1118 号
　　　　　出版传媒广场,邮编:230071)
电　　话:(0551)63533330
网　　址:www.ahstp.net
经　　销:新华书店
排　　版:安徽事达科技贸易有限公司
印　　刷:合肥创新印务有限公司
开　　本:787×1092　1/16
印　　张:5.25　插页:6
字　　数:116 千
版　　次:2017 年 8 月第 18 次印刷
定　　价:16.00 元

前　言

　　组织胚胎学是一门重要的医学基础课程,与解剖学、生理学、生物化学、病理学及妇产科学等多门学科有密切的联系。组织胚胎学又是一门形态学课程,因而实验课占的比例很大(实验课与理论课课时比例接近 1∶1)。可是,多年来各学校均应用自编实验教材,存在一定的局限性。为更有利于学生实验课的学习,我们结合多个学校的特点和实验情况,联合编写了这本《组织胚胎学实验教程》,本书应用面广,并具有以下特色:

　　1. 有利于实验操作:在绪论中详细介绍了显微镜的构造和操作方法,在第一次实验课上反复训练,使学生尽快准确掌握以避免有些学生因不懂构造乱用、损坏镜头和切片的现象。同时,绪论中强调了实验室的规则,使医学生从大学一年级即养成严谨认真的科学态度。

　　2. 图文并茂:本书使用简明的文字叙述每张切片的观察方法,并在书后配有彩图,便于学生理解镜下结构。

　　3. 激发思考:每个章节均附有重点突出的复习思考题,具有提示重点、启发思维、总结教学的效果。使学生在观察切片时结合理论知识,达到强化理论、验证理论之目的。

　　4. 双语教学:每章重点名词及每张切片内容均用双语(汉语和英语)表达,使学生能适应现代化教学,多掌握一些专业英语词汇,逐步打下良好的专业英语基础。

　　由于编写时间紧迫,又是首次编写出版,书中可能有错误及不足之处,敬请各位同仁及广大读者批评指正。

陈晓蓉

2004. 1. 6

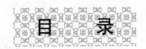

目 录

绪 论

一、实验目的

组织胚胎学教学和其他医学课程一样,包括理论教学和实验教学两部分。实验目的不仅在于验证理论、加深对理论内容的理解,还在于使学生能熟练掌握光学显微镜的使用方法、训练其基本技能,同时培养学生实事求是的科学态度以及独立思考、分析问题和解决问题的能力,进而达到提高实验教学质量之目的。

二、实验室规则

为提高医学生动手能力、使其能掌握基本的操作技术和方法,培养学生科学的思路、严谨的工作作风和实事求是的工作态度,提高实验教学质量,请同学遵守以下规则。

(1) 严格遵守作息时间,不无故缺席。

(2) 学生进实验室时应统一穿白大衣,保持衣冠整洁。

(3) 学生上实验课时,应准备好铅笔、红笔、蓝笔、实验教程、实验报告等学习用品。

(4) 凭有关证件领用显微镜,不得自行拆、修,以免造成仪器损坏。要爱护公物,学生不得擅自操作多媒体教学仪器。损坏教学仪器者应按价赔偿,并予以批评教育。

(5) 上实验课时,每人发放一盒教学切片,学生应爱护切片,保持其完好,若有损坏按价赔偿。

(6) 保持实验室安静,课堂中不得大声喧哗、随便走动,有问题可举手提问。在老师指导下认真完成实验。

(7) 保持实验室清洁,不得在实验室乱扔垃圾纸屑,不随地吐痰。每次实验结束,由班长指定专人打扫室内卫生,关好水、电、窗、门后方可离开。

三、光学显微镜的构造及使用方法

(一) 光学显微镜的构造

显微镜主要由机械部分和光学部分组成。

1. 机械部分

包括镜座、镜臂、镜筒、物镜转换器、滤片槽、载物台、玻片夹持器手轮、粗调焦手轮和细调焦手轮等。

2. 光学部分

(1) 照明器:是显微镜的灯光照明系统。

(2) 集光器:是一个装在载物台下可以沿着光轴方向垂直移动的透镜系统,它的主要作用是把照明光线聚集在被观察的物体上。

(3) 光阑:在集光器上装有孔径光阑,它对于物像的质量和分辨率的大小有着重要的作用。

(4) 物镜:分低倍、高倍和油镜三种。低倍镜放大倍数是"4×"和"10×",高倍镜是"40×",油镜是"100×"。

(5) 目镜:常用放大倍数为"10×"的目镜,物像的放大倍数=目镜倍数×物镜倍数。目镜内有一黑色指针,可指示镜下结构。

(二) 光学显微镜的使用方法

1. 取镜

拿光学显微镜时必须左手平托镜座,右手紧握镜臂,切忌单手提取导致零部件脱落。

2. 接通电源

先插上电源插座,再打开电源开关。

3. 放置切片

将组织切片盖玻片的方向朝上,放置在载物台上,用标本夹固定好。旋转载物台上玻片夹持器的手轮,调节载玻片上有组织的部分对准光源的正当中。

4. 调节焦距

从侧面观察低倍镜头,旋转粗调焦手轮使镜头接近载玻片固定为止,再一边从目镜观察,一边旋转细调焦手轮,直到视野中的物像清晰为止。

5. 观察姿势

用显微镜观察组织切片时的正确姿势是正坐,左手旋转玻片夹持器的手轮观察玻片中上下左右的视野,右手轻轻转动细调焦手轮调节焦距,使镜下物像清晰。

6. 高倍镜观察

需转换高倍镜头时,必须先在低倍镜下将要观察的部分移到视野正中,物像清晰后直接转换高倍镜,此时镜下隐隐约约可见物像,再稍微转动细调焦手轮即可看清楚物像。

7. 油镜观察

使用油镜时,也需经过肉眼、低倍镜和高倍镜的初步观察,选好要观察的部位,将其移至视野中央。转开物镜头,在切片上滴一滴香柏油,转换油镜头(100×),同时肉眼看着将镜头浸入油内。然后,一方面用目镜观察,另一方面慢慢转动细调焦手轮,直到看清物像后,再用细调焦手轮继续调节进行观察。油镜用完后,用擦镜纸蘸少许二甲苯擦去油镜头上的油渍,再用干净擦镜纸拭抹镜头。

8. 收镜

观察完毕,取下载玻片,按编号放回切片盒内。将物镜转成"八"字形,下降镜头使之轻触载物台,先关电源开关,再拔下电源插座,最后将显微镜放入镜柜。

四、切片标本的一般制作方法

通常在显微镜下观察的组织或胚胎切片,是从人体和动物体取下的小块组织,经过固定、脱水、包埋、切片和染色等步骤制作而成。通过上述步骤,可使各种不同的组织或细胞微细结构尽可能保持在生活时的状态。制作光学显微镜切片标本的方法很多,最常用的是石蜡切片法,现介绍如下。

1. 取材

取正常新鲜材料(要求死后不超过 6 h,否则组织自溶),切成 3 mm×5 mm×2 mm左右的小块。

2. 固定

将取得的组织块放入固定剂中,使组织中蛋白质迅速凝固,并尽可能保存其他成分,以保持其生活时的形态。常用固定剂有 10% 中性甲醛、4% 多聚甲醛等。

3. 冲洗

将多余的固定剂以流水冲洗除去。

4. 脱水

最常用的脱水剂为酒精,用各级酒精逐步将组织内的水取代,以利于透明、浸蜡。注意:脱水的具体时间视组织块大小而定。

5. 透明

或称脱酒精,常用二甲苯取代组织内的酒精,使组织块趋于透明。

6. 浸蜡

将透明的组织块浸入在温箱内熔化的石蜡中(熔点 69 ℃ 以下),经一定时间使二甲苯全部被石蜡取代。

7. 包埋

将组织块和石蜡置于包埋框内冷却,即成蜡块,再将蜡块修整、固定于小木块上,便可切片。

8. 切片和黏附

将载玻片先用蛋白甘油处理。使用 Leica 切片机进行连续切片,厚为 5～10 μm,然后放入 45℃温水中进行展片。

9. 裱片

将蜡片在温水中展平后进行裱片,使切片黏附于载玻片上。

10. 烤片

将切片放置 60℃温箱 3～5h,使切片粘贴牢固,待用。

11. 染色

切片标本染色的方法很多,最常用的染色法是苏木精(hematoxylin)－伊红(eosin)法,称苏木精－伊红染色法。将黏附好的切片以二甲苯去蜡,并逐次移入各级酒精中,再移入水,水洗后用苏木精进行染色。以 0.5％盐酸酒精分色。0.5％氨水中浸 1～3min,可加速切片蓝化。自来水冲洗 10min 蓝化。逐级脱水至 80％酒精,用伊红染色。由于细胞核内的染色质和胞质内的核糖体等物质具有嗜碱性,易被碱性染料苏木精着色,染成蓝紫色,而细胞质内的普通蛋白质和细胞外胶原纤维等成分具有嗜酸性,易被酸性染料伊红着色,染成红色。

12. 脱水、透明、封固

将染好的切片标本再经各级酒精脱水,经二甲苯透明后,滴加树胶,加盖玻片封固,即成永久标本。

13. 结果

细胞核被染成蓝色,细胞质染成红色。

每张切片标本制作都必须经过一系列复杂细微的操作过程,付出了很多物质代价和劳动代价,希望同学们务必多加爱护,勿损坏标本。

五、绘图要求

(1) 尽量选择典型的、结构比较完整的结构进行绘图。

(2) 要注意组织间、细胞间结构的大小比例及位置关系,尤其是不要将细胞核绘制成一球团。

(3) 绘图时,用蓝笔绘制细胞核,用红笔绘制细胞质,用铅笔在图的一侧画直线标注结构名称,在图的上方标注实验名称,在图的下方标注标本名称、染色方法和放大倍数。

(4) 要有实事求是的科学精神,如实绘制镜下所见结构和细胞,不要临摹图谱。

六、实验注意事项

（1）由于切片的材料差异及制作过程中的种种原因，或因观察的结构在机体内处于不同生理状态，显微镜下所观察到的结构，不一定皆系典型构造，因而在观察切片标本时，必须先用肉眼观察切片标本中组织、器官的组成和特点，再用低倍镜观察切片标本全貌，了解一般特征，找出典型结构，移到镜下视野的中央，然后换高倍镜仔细观察。

（2）机体内各种组织和器官都是立体的，但镜下所见的却是很薄的组织或器官的切片标本，是一个平面图像，当同一结构经过不同部位切片时，可呈现各式各样的形状。

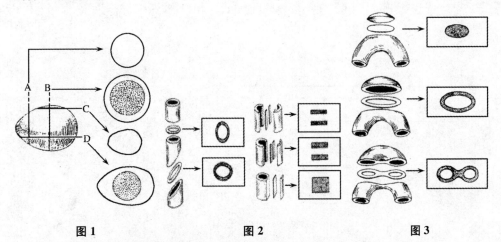

图1　　　　　　　　　图2　　　　　　　　图3

图1有助于理解细胞形态，如鸡蛋不同部位切片的图像。

图2有助于理解直的管状器官，如血管不同部位切片的图像。

图3有助于理解弯曲的管状器官，如血管的切片图像

这里有一个平面和立体、局部和整体的关系。所以在观察标本时，必须联系理论所讲组织和器官的立体结构和整体形状，加以思考和分析。

（3）实验内容分两种，一种是比较重要的切片标本，要同学们自己用显微镜仔细观察；另一种为示教标本，通常只要求一般了解。

七、思考题

（1）组织胚胎学切片标本的主要制作方法是什么？简述其制作步骤。

（2）光学显微镜使用过程中应注意哪些关键程序？

（3）制作标本为何要求新鲜？将组织块浸入石蜡有何作用？

（4）何谓苏木精－伊红染色法？简述其染色基本原理。

（5）观察显微镜标本时应注意哪些事项？

（贾雪梅）

第一章 基本组织

第一节 上 皮 组 织
（epithelial tissue）

【实验目的】

（1）掌握上皮组织的一般结构特点。

（2）识别各类被覆上皮的形态特点。

（3）认识假复层纤毛柱状上皮游离面的纤毛。

（4）认识杯状细胞的结构特点。

【实验内容】

（一）单层扁平上皮（simple squamous epithelium）表面观（肠系膜，银盐浸润法）

制法：本片是将蛙肠系膜取下，放在 $AgNO_3$ 溶液中浸润染色以后，再剪成小块平铺在载玻片上，制成标本。

低倍

因标本属铺片，所见上皮细胞皆为表面观。各部厚薄不一，应选择标本最薄的部位进行观察。可见细胞边界呈多角形，相邻细胞间有黑线相隔。

高倍

细胞形态常有变形，上皮细胞边缘呈锯齿状彼此紧密相嵌。细胞核轮廓呈圆形或椭圆形，较透亮，位于细胞中央。转动细调节器，可见到上面或下面出现另一层细胞，因肠系膜由两层扁平上皮组成。

　　（二）单层扁平上皮（simple squamous epithelium）侧面观（心脏,苏木精—伊红染色）

　　低倍

　　心脏面凹凸不平的为内皮的切面形态,另一面是浆膜表面为间皮的切面形态。

　　高倍

　　内皮、间皮均为一层扁平的上皮细胞连接而成,细胞核呈扁椭圆形,染成蓝紫色,位于中央,胞质处染色较浅。

　　（三）单层立方上皮（simple cuboidal epithelium）（甲状腺,苏木精—伊红染色）

　　低倍

　　可见有许多大小不等的圆形或椭圆形的甲状腺滤泡,滤泡壁由单层立方上皮围成。滤泡腔内含有红色胶状体。

　　高倍

　　滤泡壁上皮细胞呈立方形,细胞核呈圆形,位于中央,细胞界限不太清楚。

　　（四）单层柱状上皮（simple columnar epithelium）（胆囊,苏木精—伊红染色）

　　低倍

　　胆囊的内表面有许多凹凸不平的突起,在突起的表面有一层细胞,排列整齐而紧密,即为单层柱状上皮。找上皮结构比较整齐的部位,移至视野中央,换高倍镜观察。

　　高倍

　　上皮细胞呈柱状,一端游离,另一端与其深部的组织接触。细胞质染成粉红色。细胞核为椭圆形,染成深蓝色,位于细胞的基底部,所有上皮细胞的核基本位于同一平面上。上皮下基膜不明显,其深部染成粉红色的结构为结缔组织。

　　（五）假复层纤毛柱状上皮（pseudostratified ciliated columnar epithelium）（气管,苏木精—伊红染色）

　　低倍

　　标本为部分气管的横断面,切片呈环状,环的内层染成蓝紫色,排列整齐而紧密的一层细胞即假复层纤毛柱状上皮。

高倍

上皮由四种细胞构成。

1. 柱状细胞

细胞呈柱状,顶端到达管腔面,细胞游离面可清楚地看到排列整齐的丝状结构,此为纤毛。细胞核呈椭圆形。

2. 杯状细胞

夹在柱状细胞之间,形如高脚酒杯,细胞上端膨大,顶端到达管腔面,胞质似空泡状,下端狭窄。细胞核呈扁圆形,位于基部,游离面无纤毛。

3. 锥体形细胞

细胞呈锥体形,核呈圆形,靠近基底部,紧贴在基膜上。

4. 梭形细胞

细胞中部宽,两端尖细,核呈卵圆形或梭形。

以上各种细胞的基底部均位于基膜上,而细胞核的排列高度不等,好像是复层,实际是单层。

上皮与结缔组织之间染成粉红色的一层薄膜,即基膜。

（六）复层扁平上皮（stratified squamous epithelium）（食管,苏木精—伊红染色）

肉眼

此标本为食管的横切面,依次可见薄层蓝色的上皮、淡红色的固有层、染色较浅的黏膜下层及深红色的肌层。

低倍

上皮由多层细胞组成,细胞排列紧密,细胞质染成红色,细胞核呈蓝色。与结缔组织交界处呈凹凸不平的波浪状连接。

高倍

上皮浅层细胞为扁平状,细胞核为卵圆形,多层扁平细胞相互交叉、层层排列。中层细胞较大,呈多边形,细胞核呈圆形,位于中央,细胞界限较清楚。基底部为一层矮柱状或立方形细胞,较小,核呈卵圆形,染色较深。

（七）变移上皮（transitional epithelium）（膀胱,苏木精—伊红染色）

肉眼

较宽的组织标本为膀胱收缩期,较窄的组织标本为膀胱扩张期。

低倍

在膀胱内表面可找到染成蓝紫色的上皮。

1. 收缩期

上皮细胞排列紧密,有 5～6 层,界限清楚。高倍:表层细胞呈大立方形,常见有双核,顶部胞质浓缩,染色较深;中层细胞为多边形;基底部细胞呈立方形或矮柱状。

2. 扩张期

上皮变薄,只有 2～3 层细胞,表层细胞变扁。

【实验报告】

(一)绘图

单层柱状上皮,10×40 倍。

(二)思考题

(1)上皮组织有哪些特点?
(2)对照切片标本,分别说明各类被覆上皮的结构特点。
(3)单层柱状上皮与假复层纤毛柱状上皮在光镜下的主要区别有哪些?
(4)复层扁平上皮与变移上皮在光镜下的主要区别有哪些?

第二节 结缔组织
(connective tissue)

此处介绍固有结缔组织(connective tissue proper)。

【实验目的】

(1)掌握疏松结缔组织中胶原纤维、弹性纤维、成纤维细胞、巨噬细胞、浆细胞、肥大细胞、脂肪细胞的形态特点。
(2)了解致密结缔组织、脂肪组织、网状组织的结构特点。

【实验内容】

（一）疏松结缔组织（loose connective tissue）［皮下组织,活体注射锥虫蓝（台盼蓝）＋结缔组织特殊染色］

制法：在大白鼠腹腔内隔日注射锥虫蓝（台盼蓝）溶液 2～3 ml,共注射 3～4 次。隔一定时间,切开皮肤,取皮下疏松结缔组织,置于玻片上,用解剖针将其撕开,铺成薄片,固定于 10％福尔马林,用结缔组织特殊染色而制成。

低倍

纤维交织成网,细胞散在纤维之间。被染成红色的粗纤维是胶原纤维,而被染成蓝紫色的细纤维是弹性纤维。两种纤维交叉排列形成的网眼内有散在的细胞成分。

高倍

主要观察以下几种细胞。

1. 成纤维细胞

一般为扁平状,细胞轮廓不甚明显,有突起。核呈卵圆形,染色较浅。

2. 巨噬细胞

一般为椭圆形或不规则形,核小而染色深,胞质内含有大小不等的蓝褐色的吞噬颗粒。

（二）疏松结缔组织（loose connective tissue）（食管,苏木精－伊红染色）

肉眼

标本中央为食管管腔,在管壁内染色较浅淡的部分即为疏松结缔组织。

低倍

可见纤维粗细不等,排列不规则,交织成网,主要为胶原纤维。纤维之间可见有分散的细胞,细胞核呈蓝紫色的小点状,细胞难于鉴别。多数是成纤维细胞的核。

高倍

粗大呈粉红色的纤维是胶原纤维。弹性纤维较细,颜色红而发亮,不易辨认。纤维之间可见散在细胞核,呈圆形或椭圆形,其中多数为成纤维细胞核。胞质很少,不易区别各种细胞。

（三）致密结缔组织（dense connective tissue）（肌腱，苏木精－伊红染色）

低倍

可见粗大的呈粉红色的胶原纤维束，平行排列较紧密，纤维之间有腱细胞。腱细胞核为长杆状，染成蓝色。

（四）脂肪组织（adipose tissue）（淋巴结，苏木精－伊红染色）

低倍

在淋巴结表面染成红色的结缔组织被膜的外侧，所见呈空泡样的组织即为脂肪组织。

高倍

脂肪细胞内的脂肪滴，在制片过程中被溶解，故呈空泡状。脂肪组织就是脂肪细胞聚集的部位。脂肪细胞胞体较大，呈圆形或被挤压成不规则形。每个细胞的一侧有少量染成红色的细胞质，呈半月状。在细胞质内有一个不规则的细胞核，染成蓝紫色。细胞之间有少量疏松结缔组织。

（五）网状细胞（reticular cell）（淋巴结，苏木精－伊红染色）

高倍

网状细胞呈星形，多突起，染色较浅，突起彼此相连。细胞核较大，呈圆形或椭圆形，色淡，核仁明显。

（六）网状纤维（reticular fiber）（淋巴结，镀银法）

高倍

可见被染成黑色粗细不等的网状纤维，互相交织成网。

（七）浆细胞（plasma cell）（胃，苏木精－伊红染色）

高倍

浆细胞呈圆形或卵圆形，核偏于细胞的一侧，核内染色质呈车轮状排列，胞质被染成淡紫色。

（八）肥大细胞（mast cell）（皮下组织撕片，醛品红染色）

高倍

肥大细胞胞质中充满大量的紫色嗜碱性颗粒。

【实验报告】

（一）绘图

疏松结缔组织铺片，10×40 倍。
请标出主要纤维和细胞的名称。

（二）思考题

（1）比较疏松结缔组织与上皮组织在结构上的差别。
（2）在光镜下怎样区分胶原纤维和弹性纤维？
（3）在光镜下找出成纤维细胞、巨噬细胞、肥大细胞、脂肪细胞和浆细胞，并说出各种细胞的形态结构及功能。

第三节 血 液
（blood）

【实验目的】

掌握各种血细胞的形态特点。

【实验内容】

（一）血液涂片（blood smear）（血液，Wright 染色）

制法：用酒精棉球消毒手指，待干后用消毒的刺血针刺破手指，使血流出。在做推片的载玻片一端沾上少许鲜血，并置于另一载玻片上，倾斜45°角，迅速均匀地将血液推成一薄层血膜，干后滴加瑞特染液数滴，1～3分钟后，再滴加等量蒸馏水，并与染液充分混合。约10分钟后用流水冲洗染液，待干后即可观察。

低倍

视野中看到大量染成红色的无核细胞，此为红细胞。红细胞之间散在的有核细胞，即为白细胞。所见不规则的小块状物，为血小板。选择涂片均匀且白细胞较多的区域换高倍镜观察。

高倍

转动细调节器,待看清楚细胞后,再换油镜观察。

油镜

转开高倍镜头,在原镜头玻片处滴一滴香柏油,然后将油镜头轻轻移向玻片,并接触油滴,转动细调节器,直到看清楚细胞。

1. 红细胞(erythrocyte)

呈圆形,无核,染成淡红色,细胞周围着色较深,中央着色较浅。细胞大小一致,多属正面观。

2. 白细胞(leukocyte)

体积比红细胞大,有细胞核,易与红细胞区别。因数量明显比红细胞少,需移动玻片寻找。

(1) 中性粒细胞(neutrophilic granulocyte):因数量最多,容易找到。在胞质内有细小、分布均匀、染成淡紫红色的颗粒。细胞核染成蓝紫色,有 2~5 个核叶,核叶间有细丝相连。有的核呈杆状,为较幼稚的细胞。

(2) 嗜酸性粒细胞(eosinophilic granulocyte):胞体一般比中性粒细胞大。细胞质内充满粗大而分布均匀的鲜红色颗粒。细胞核多为两叶,呈蓝紫色。

(3) 嗜碱性粒细胞(basophilic granuloyte):较难找到。细胞质内含有大小不等、分布不均匀的蓝紫色颗粒。细胞核呈“S”形或不规则形,着色比颗粒浅,常被嗜碱性颗粒遮盖而看不清。

(4) 淋巴细胞(lymphocyte):为圆形的大小不等的细胞,小淋巴细胞最多(直径 6~8 μm),核呈圆形或卵圆形,染成蓝紫色,一侧常有凹痕。胞质少,染成天蓝色。中淋巴细胞胞质相对增多。大淋巴细胞胞质更丰富。

(5) 单核细胞(monocyte):体积最大,细胞质较多,染成浅灰蓝色,其内可见有分散而细小的嗜天青颗粒。细胞核呈肾形或马蹄形,偏于细胞的一侧,比淋巴细胞的核着色浅,呈蓝色。

3. 血小板(blood platelet)

为不规则的蓝色小体,常聚集成群,分散在红细胞之间。周围部分呈透明浅蓝色,中央为蓝紫色颗粒。

(二) 网织红细胞(reticulocyte)(血液,煌焦油蓝染色)

高倍

细胞胞质内见深蓝色细小颗粒或网状结构。

【实验报告】

（一）绘图

血涂片（请标出各种血细胞的名称），10×100 倍。

（二）思考题

(1) 在光镜下如何认识各种血细胞?
(2) 白细胞可分哪几类? 试述各类白细胞的功能和正常值。

第四节 软 骨 组 织
(cartilage tissue)

【实验目的】

(1) 掌握透明软骨的结构特点。
(2) 了解纤维软骨和弹性软骨的结构特点。
(3) 了解骨组织的一般结构特点。

【实验内容】

（一）透明软骨(hyaline cartilage)（气管,苏木精－伊红染色）

肉眼
标本为气管横切面的部分结构。在上皮的外周,染成蓝紫色的片状结构,即透明软骨。

低倍
从软骨边缘向中央进行观察。

1. 软骨膜
为一层包被在软骨周围的染成红色的致密结缔组织。它和周围的结缔组织分界不清。

2. 基质

呈均质状的蓝紫色,看不到纤维和血管,其中分布有大小不等的软骨细胞。

3. 软骨细胞

靠近软骨膜附近的软骨细胞较小,呈扁圆形或梭形,长轴与软骨膜平行排列,常单个分布,排列紧密。近中央的软骨细胞较大,呈椭圆形或圆形,常常两个至数个细胞成群分布,即同源细胞群。

高倍

在近软骨膜的基质内,有卵圆形的软骨陷窝,其内有一个卵圆形的软骨细胞。越向软骨中央,软骨陷窝逐渐变大,陷窝呈圆形或卵圆形,内有两个至数个软骨细胞。在制片过程中软骨细胞发生收缩,胞体呈星形或不规则形,故在细胞与陷窝壁之间出现空隙。软骨陷窝周围呈深蓝色的基质,称软骨囊。

（二）弹性软骨（elastic cartilage）（耳郭,弹性纤维染色）

低倍

基质中含有大量交织成网的染成蓝色的弹性纤维,在软骨囊周围特别致密。其他结构与透明软骨基本相似。

（三）纤维软骨（fibrous cartilage）（椎间盘,苏木精—伊红染色）

低倍

可见大量染成红色平行或交叉排列的胶原纤维束。纤维束之间有散在或成行排列的软骨细胞。

（四）骨磨片（bony abrasive section）（长骨,磨片）

制法:先将长骨干锯成薄片,然后置在砂石上磨成纸样骨片,制成标本,即可观察。制片中已将骨细胞、血管和神经等组织破坏脱落,仅剩下骨板。

低倍

1. 骨单位（哈佛系统）

中央的腔隙为中央管的横断面。以中央管为中心可见到周围的数层同心圆排列的骨板。

2. 间骨板

是位于骨单位之间的一些不规则的骨板。

3. 内、外环骨板

这些结构在制片中常被磨去。

4. 穿通管（福尔克曼管）

横穿于内、外环骨板内,或连接两相邻的中央管。

5. 骨陷窝

在骨板内和骨板间有许多卵圆形的黑色小腔,即骨陷窝。

6. 骨小管

从骨陷窝向四周发出许多放射状、细丝样小管,即骨小管。相邻骨小管相互通连。

【实验报告】

思考题

(1) 在光镜下比较三种软骨的结构特点。

(2) 简述骨单位的结构。

第五节　肌 肉 组 织
(muscle tissue)

【实验目的】

(1) 了解肌组织的一般结构特点。

(2) 掌握骨骼肌、心肌和平滑肌的微细结构特点。

【实验内容】

(一) 骨骼肌(skeletal muscle)(舌体,苏木精—伊红染色)

低倍

肌细胞被染成粉红色,纵切面呈带状,周边可见多个染成蓝色的细胞核。横切面呈不规则的多角形,周围见有蓝色点状细胞核。肌细胞之间有少量结缔组织。

高倍

纵切面:肌纤维呈粉红色长带状,靠近肌膜内面有许多纵形排列的卵圆形细胞核,呈蓝紫色。肌原纤维沿肌纤维的长轴平行排列,呈细丝状。肌纤维上可见有明暗相间的横纹,深色的为暗带,浅色的为明带。横切面:肌纤维呈圆形或不规则形,细胞核位于边缘。肌原纤维呈粉红色细点状。肌纤维之间可见有少量结缔组织。

（二）心肌(cardiac muscle)（心脏,苏木精—伊红染色）

低倍

可见到心肌纤维的纵、横、斜等各种不同切面。

1. 纵切面

心肌纤维呈带状,具有分支,分支交织成网。细胞核多为一个,位于中央。

2. 横切面

心肌纤维呈不规则的圆形或椭圆形。细胞核位于中央,有的见不到细胞核。

高倍

纵切面心肌纤维分支彼此吻合成网。核圆形,位于心肌纤维的中央,有的可见到两个核。肌纤维内能见到不如骨骼肌明显的横纹,相隔一定距离横贯肌纤维染色较深的细线为闰盘,这是心肌的连接结构。

（三）平滑肌(smooth muscle)（小肠,苏木精—伊红染色）

肉眼

切片中染色最红的部分为平滑肌。

低倍

找到平滑肌的部位,可清楚地看到肌纤维的纵切面和横切面。纵切面的平滑肌纤维呈长梭形,排列紧密。横切面呈点状。

高倍

1. 纵切面

肌纤维呈梭状,染成红色。细胞核呈杆状或椭圆形,位于中央,呈蓝紫色。肌细胞之间有少量结缔组织。

2. 横切面

肌纤维呈大小不等的圆形结构,经细胞中部的横切面可见到圆形的细胞核。

【实验报告】

（一）绘图

骨骼肌的纵切面和横切面（请注明切面、细胞核和细胞质）,10×40倍。

（二）思考题

(1) 在光镜下比较三种肌纤维的异同点。

(2) 横纹肌包括哪些?

(3) 联系光镜结构简述闰盘的电镜结构。

第六节 神 经 组 织

(nervous tissue)

【实验目的】

(1) 掌握神经元的微细结构特点。了解神经胶质细胞的结构特点。

(2) 掌握有髓神经纤维的结构特点。

(3) 掌握触觉小体、环层小体、运动终板的结构特点。

【实验内容】

(一) 多极神经元(multipolar neuron)(脊髓,苏木精—伊红染色)

肉眼

脊髓横切面呈椭圆形,中部染色较红、呈蝴蝶形的结构为灰质。灰质较宽大的一端为前角,较狭小的一端为后角。要观察的部位在灰质的前角。

低倍

脊髓灰质中央的圆形空腔为中央管,中央管两侧的灰质,其较宽阔的一端叫前角。找到前角,可见前角内有一些散在的、体形较大、染色较深的多角形细胞,即为多极神经元。除神经元外,周围所见大量大小不等的蓝色圆点均为神经胶质细胞的核。选择一个典型的多极神经元,移至视野中央进行高倍镜观察。

高倍

多极神经元的细胞体形态不规则,可见到数个突起的根部。细胞核大而圆,位于中央,染色浅,内有深色的核仁。细胞质内有许多大小不等的蓝紫色块状物,即为嗜染质(尼氏体)。轴突内不含嗜染质。在轴突与胞体相连处染色浅淡的区域为轴丘,也不含嗜染质。神经元周围的胶质细胞有三种:胞核较大的是星形胶质细胞。少突胶质细胞核较小,圆形,染色深。小胶质细胞核一般不规则,最小。

（二）神经原纤维（neurofibril）（脊髓，镀银法）

肉眼

脊髓横切面呈椭圆形，染成棕黄色，灰质处染色较深。

低倍

在前角内可见许多多极神经元，找一个胞体较大、突起较多并切到细胞核的神经元换高倍镜观察。

高倍

胞体和突起内充满棕褐色的细丝状结构，即神经原纤维。神经原纤维在胞体内交织成网，在突起内平行排列。

（三）有髓神经纤维（myelinated nerve fiber）（坐骨神经，苏木精—伊红染色）

肉眼

切片中所见粉红色长条形结构为纵切面，粉红色圆形结构为横切面。

低倍

1. 纵切面

许多神经纤维平行排列，选一段完整而清晰的神经纤维，移到视野中央，换高倍镜观察。

2. 横切面

整条神经外面围有结缔组织，为神经外膜。结缔组织伸入神经内部，将神经分成许多大小不等的神经束，每条神经束外面的结缔组织称神经束膜。神经束膜伸入到神经束内包在神经纤维周围，为神经内膜。

高倍

1. 纵切面

在神经纤维中央有一条紫红色的粗线，为轴突。轴突两侧染色浅淡呈细网状结构，为髓鞘。在神经纤维无髓鞘的狭窄处为郎飞结。髓鞘的边缘所见粉红色细线，即为神经膜，还可见到施万细胞核，呈卵圆形（神经内膜中的成纤维细胞核细长，染色较深，要注意区别）。

2. 横切面

神经纤维呈圆形，中央紫红色圆点为轴突。轴突周围色浅处为髓鞘。髓鞘边缘可见施万细胞核。神经纤维之间有神经内膜。

（四）神经末梢（nerve ending）

1. 游离神经末梢（free nerve ending）（指尖皮肤，镀银法）

高倍

在淡黄色的复层扁平上皮中,所见黑色细丝结构即为游离神经末梢。

2. 触觉小体(tactile corpuscle)(指尖皮肤,苏木精－伊红染色)

低倍

在真皮乳头中找到椭圆形的结构,为触觉小体。换高倍镜观察。

高倍

触觉小体呈椭圆形,内有多个横行排列的扁平细胞,神经纤维分不清。外包结缔组织被膜。

3. 环层小体(pacinian corpuscle)(手掌皮,苏木精－伊红染色)

低倍

在真皮深层中找到圆形或椭圆形的结构,为环层小体。换高倍镜观察。

高倍

环层小体横切面,周围有许多呈同心圆排列的扁平细胞和结缔组织。小体中央有一紫红色小点,为无髓神经纤维轴突的横断面。

4. 运动终板(motor end plate)(肋间肌,氯化金染色)

低倍

骨骼肌纤维染成紫红色,神经纤维染成黑色,神经纤维分支的末端膨大成爪状,附着于骨骼肌纤维的表面,即为运动终板。

【实验报告】

(一)绘图

多极神经元,10×40倍。

请注明细胞体、细胞核、突起和嗜染质。

(二)思考题

(1)说出神经元的结构特点、分类和功能。

(2)在光镜下如何区别神经原纤维、神经纤维和神经。

(3)说出有髓神经纤维的结构特点。

(4)在光镜下怎样认识触觉小体和运动终板?

第二章 器官和系统

第一节 眼 和 耳
(eye and ear)

【实验目的】

(1) 掌握眼球壁各层组织光镜结构,特别是角膜及视网膜各层的结构。

(2) 了解眼睑各层结构。

(3) 了解骨迷路与膜迷路的相互关系,观察耳蜗各部结构。

【实验内容】

(一)眼球(eye ball)(眼,苏木精—伊红染色)

肉眼

整个紫红色圈状结构为眼球壁,凸出的一边为角膜,其余部分外层染成红色的结构为纤维膜和血管膜,内层蓝紫色的薄层结构为视网膜,角膜后一椭圆形的红色结构为晶状体。晶状体前方两条棕色结构为虹膜,中间的空隙为瞳孔的切面,虹膜根部呈紫色三角形结构,为睫状体。

1. 眼球壁

低倍

分清眼球壁的三层结构,由外向内分为纤维膜、血管膜、视网膜。

(1) 纤维膜:在最外层,呈红色,前1/6为角膜,后5/6为巩膜,由致密结缔组织组成。

(2) 血管膜:为中间一层,自前向后分为虹膜、睫状体和脉络膜三部分。由富含血管和色素细胞的疏松结缔组织组成。

(3) 视网膜:为眼球壁最内层,衬于脉络膜内面,呈蓝紫色。

高倍

(1) 角膜:由前向后分为 5 层。

①角膜上皮:为未角化的复层扁平上皮,有 5～6 层细胞,上皮基部平整。

②前界层:为一薄层透明均质膜,呈淡红色。

③角膜基质:较厚,由多层与表面平行排列的胶原板层构成,其间有扁平的成纤维细胞,无血管。

④后界层:为一薄层透明均质膜。

⑤角膜内皮:为单层扁平上皮组成。

(2) 血管膜:自前向后分为三部分。

①虹膜:外缘与睫状体相续,内缘为瞳孔缘。虹膜自前向后分 3 层。

前缘层:由一层不连续的成纤维细胞和色素细胞组成。

虹膜基质:为疏松结缔组织,有丰富的血管和色素细胞。

虹膜上皮:由两层细胞组成,前层细胞为肌上皮细胞,近瞳孔缘处呈环行走向,为瞳孔括约肌,远离瞳孔缘呈放射状排列为瞳孔开大肌。后层细胞内充满色素颗粒,即色素细胞。

②睫状体:切面呈三角形,由外向内分三层,外层为睫状肌,肌纤维排列呈环行、纵行和放射状;中间为基质,为富含血管和色素细胞的结缔组织;内层为睫状上皮,由两层细胞组成,外层为立方形的色素上皮细胞,内层为立方形或矮柱状的非色素上皮细胞。

③脉络膜:衬于巩膜内面,为疏松结缔组织,富含血管和色素细胞。

④前房角:此角是虹膜、角膜和巩膜相连接处,在角膜缘内侧有一小管,管壁可见内皮细胞,为巩膜静脉窦。

(3) 视网膜:由外向内可分 10 层:

①色素上皮层:呈棕黑色,为单层立方上皮,内含许多色素颗粒,细胞分界不清。

②视锥视杆层:由视锥细胞和视杆细胞的外突组成,呈红色纵纹状。

③外界膜:由放射状胶质细胞外侧端与相邻细胞间的连接复合体组成的薄膜,为视锥视杆层与外核层交界处的一条红色细线。

④外核层:由视锥细胞和视杆细胞的核密集形成。

⑤外网层:由视锥细胞和视杆细胞的内突和双极细胞的树突组成,呈红色网状。

⑥内核层:由双极细胞、放射状胶质细胞核所组成。

⑦内网层:由双极细胞的轴突和节细胞的树突组成,呈淡红色的网状结构。

⑧节细胞层:由一层散在的节细胞胞体组成。

⑨视神经纤维层:由节细胞的轴突构成,呈细丝状。

⑩内界膜:视网膜内表面有一条红色薄膜,由放射状胶质细胞内侧端相互连接而成。

2. 晶状体

低倍

染成红色,其外包有薄层透明的均质膜,即晶状体囊。

高倍

晶状体的前表面为单层立方上皮,构成晶状体上皮。在晶状体赤道处的上皮细胞变长成为晶状体纤维,核逐渐消失。

（二）眼睑（eyelid）（眼睑,苏木精—伊红染色）

低倍

分清皮肤、皮下组织、肌层、睑板和睑结膜,然后依次观察各部。

1. 皮肤

较薄,在近睑缘处可见各种断面的睫毛毛囊,睫毛根部附近的小皮脂腺又称Zeis 腺,睑缘处还可见腺腔较大的汗腺,称睫腺(Moll 腺)。

2. 皮下组织

为薄层疏松结缔组织。

3. 肌层

在皮肤内面,为成束的骨骼肌。

4. 睑板

由致密结缔组织构成,内有睑板腺,为皮脂腺,有导管开口于睑缘。

5. 睑结膜

为薄层黏膜,上皮为复层柱状上皮,固有层为薄层结缔组织。

（三）内耳(the inner ear)（内耳,苏木精—伊红染色）

制作内耳标本比较困难,切片较厚。因此观察内耳时需仔细认真,同时参考教材内插图了解螺旋器等结构。

肉眼

标本上有 7 个管腔,即骨蜗管的横切面,围绕在蜗轴两旁。

低倍

可见骨蜗管围绕于蜗轴两旁,蜗轴底部较顶部宽,内有耳蜗神经、螺旋神经节、结缔组织及血管,在骨蜗管内可见 3 个小腔,其中的一个三角形小腔为膜蜗管,分上、外、下三个壁。

高倍

1. 上壁（前庭膜）

为结缔组织薄膜，两面覆有单层扁平上皮，此标本中两层上皮不易看清。

2. 外侧壁（螺旋韧带）

骨膜增厚形成螺旋韧带，其蜗管面有一层复层柱状上皮，含有毛细血管，故又称血管纹。

3. 下壁

由骨螺旋板和基底膜组成，骨螺旋板为自蜗轴伸出的骨突起，基底膜上有螺旋器，又称柯蒂器。由螺旋缘向蜗管中伸出一红色的薄膜，称盖膜，此片中盖膜游离端卷曲。柯蒂器内可见下列各种细胞。

（1）柱细胞：基部较宽，排列成内外两行，称内柱细胞和外柱细胞，它们在基部、顶部彼此连接，细胞中部分离，围成一条三角形的内隧道，核位于隧道两侧的近基部。

（2）指细胞：内指细胞为一列，位于内柱细胞内侧，外指细胞排成3～4列。细胞呈杯状，位于基底膜上，核呈圆形位于细胞中部，顶部凹陷内托着毛细胞。

（3）毛细胞：内毛细胞为一列，呈烧瓶状，位于内指细胞的顶部凹陷内，外毛细胞排列成3～4列，位于外指细胞的顶部凹陷内。

【实验报告】

思考题

（1）保证角膜透明的结构特点有哪些？

（2）视网膜主要由哪四种细胞组成？它们是怎样构成光镜下视网膜的10层结构的？

（3）试问房水是如何形成的？用箭头表示其排出途径。

（4）试述膜蜗管3个壁的结构特点及相关功能。

（5）试述听觉感受器结构特点和功能。

（贾雪梅）

第二节 循 环 系 统

（circulatory system）

【实验目的】

（1）掌握大、中、小动脉和心肌的光镜结构。

（2）了解静脉的基本结构及毛细血管的光镜结构。

【实验内容】

（一）中动脉、中静脉（medium-sized artery and vein）（中动、静脉，苏木精—伊红染色）

肉眼

可见几个血管横断面，管壁较厚、管腔较小的为中动脉；管壁较薄、管腔较大的为中静脉。

低倍

中动脉：管腔规则，3层膜分界明显

1. 内膜

较薄。

①内皮：靠腔面的一层单层扁平上皮。

②内皮下层：内皮下方的薄层结缔组织。

③内弹性膜：红色波浪状。

2. 中膜

厚，主要是几十层环形排列的平滑肌纤维，肌纤维间有少量结缔组织纤维。

3. 外膜

与中膜厚度相似，疏松结缔组织含有营养血管，中膜与外膜交界处有外弹性膜，有的部位不连续，没有内弹性膜明显。

中静脉：三层膜分界不清楚，中膜平滑肌稀疏，无内外弹性膜。

高倍

观察中动脉的内弹性膜，染色红，呈波浪形。

（二）大动脉（large artery）（主动脉，苏木精—伊红染色）

肉眼

左侧粉红色的一段为苏木精—伊红染色的大动脉，右侧蓝色一段为弹性纤维染色的大动脉。

低倍

先观察苏木精—伊红染色标本。靠腔面的为内膜，内皮下方的内皮下层较厚；中膜较厚，呈红色；外膜为结缔组织，含有营养血管。再观察弹性纤维染色标本，中膜染成蓝紫色波浪状。

高倍

观察苏木精—伊红染色大动脉的中膜，较厚，主要由几十层亮红色的弹性膜组成，弹性膜间有少量平滑肌纤维、胶原纤维和弹性纤维；内、外弹性膜由于中膜的弹性膜而不明显。

再观察弹性纤维染色大动脉中膜，可见多层蓝紫色波浪状的弹性膜。

（三）大静脉（Large vein）（大静脉，苏木精—伊红染色）

低倍

三层膜分界不明显。内膜较薄；中膜不发达，由结缔组织及几层排列疏松的平滑肌纤维组成；外膜很厚，结缔组织中有纵行排列的平滑肌束。

高倍

观察外膜中的平滑肌束，为平滑肌的横断面，可见切到的细胞核。

（四）小动脉、小静脉和淋巴管（small artery、vein and lymphatics）（空肠，苏木精—伊红染色）

肉眼

标本可明显分为四层结构，其中染色淡的一层即为黏膜下层。

低倍

黏膜层下方淡红色，由疏松结缔组织组成的结构即为黏膜下层，在此层内观察：

1. 小动脉

管壁较厚，管腔小而规则，三层膜分界清楚。管径较大的小动脉可见内弹性膜，中膜有 3～4 层环形平滑肌；管径较小的小动脉无内弹性膜，中膜有 1～2 层环形平滑肌。

2. 小静脉

管壁薄,管腔大而不规则。管径小的仅有内皮和少量的结缔组织构成;管径较大的可有少量环形平滑肌。

3. 淋巴管

管壁更薄,由内皮和少量结缔组织组成,管腔更不规则。

（五）心脏（heart）（心脏,苏木精—伊红染色）

肉眼

染成红色,可大概区分为 3 层。

低倍

心脏壁由 3 层膜构成。

1. 心内膜

内皮下方为内皮下层,其外层为细密的结缔组织。内层又称心内膜下层,在结缔组织中含有浦肯野纤维。

2. 心肌膜

主要由心肌纤维构成,其间有疏松结缔组织和丰富的毛细血管。

3. 心外膜

浆膜,结缔组织内含有血管、神经和脂肪组织。

高倍

观察心内膜下层浦肯野纤维,为细胞的横切面,细胞较大,染色较淡(肌原纤维少),有 1～2 个核,位于中央。相邻的心肌纤维连接处有染色较深的闰盘。

（六）毛细血管（capillary）（脊髓,苏木精—伊红染色）

肉眼

脊髓横断面,中央有染色深的蝴蝶形灰质。

低倍

在灰质中观察可见许多毛细血管。

高倍

毛细血管由 1～2 个内皮细胞围成,有的有内皮细胞核,有的腔内含有红细胞。若切到纵切面,为两排内皮细胞形成的纵行管道。

【实验报告】

（一）绘图

中动脉,10×10 倍。

（二）思考题

（1）叙述中动脉的结构。

（2）结合切片比较大动脉和小动脉的结构特点。

（3）简述心脏壁的结构。

（4）毛细血管的光镜结构如何？电镜下可将毛细血管分为几类？

（陈晓蓉）

第三节 皮 肤
（skin）

【实验目的】

（1）掌握皮肤的光镜结构。

（2）了解毛发、皮脂腺、汗腺的结构。

【实验内容】

（一）手掌皮（skin of the palm）（手掌皮，苏木精—伊红染色）

肉眼

呈红色及深蓝紫色波浪状部分为表皮，其深面的粉红色部分为真皮，外观为蜂窝状的结构，为皮下组织。

低倍

可见表皮的5层结构，表皮下的真皮分为两部分，乳头层染色较浅并向表皮凸起。其深面为染色较红、较厚的网织层。真皮下方为较厚的皮下组织。网织层和皮下组织内可见环层小体（形似洋葱切面）。

高倍

1. 表皮

角化的复层扁平上皮由基底面向游离面依次分为5层。

（1）基底层：为一层矮柱状的细胞，胞质嗜碱性，染色较深。

（2）棘层：由几层多边形细胞组成，细胞有棘状突起。

（3）颗粒层：2～3 层梭形细胞，核染色较浅，胞质内含有粗大的嗜碱性颗粒（透明角质颗粒）。

（4）透明层：呈一层红色或淡蓝色透明的带状结构，核已消失，细胞分界不清。

（5）角质层：呈红色均质状，较厚，由多层扁平的角质细胞构成。

2. 真皮

由乳头层和网织层构成。

（1）乳头层：薄层疏松结缔组织，向表皮突起的部分为真皮乳头，有的真皮乳头内含有触觉小体，为红色椭圆形结构，可见成纤维细胞核。

（2）网织层：为致密的结缔组织，纤维粗大，含有较大的血管、淋巴管、神经、汗腺。汗腺的分泌部为一层锥形细胞围成，染色较浅；导管由两层立方形细胞组成，染色较深；在表皮开口处为汗孔。

（二）头皮（scalp）（头皮，苏木精－伊红染色）

肉眼

表皮是染成深蓝紫色部分，真皮和皮下组织为红染部分。其中可见深蓝紫色条索状结构，为毛根和毛囊；真皮内着色淡的部分为皮脂腺。

低倍

表皮为复层扁平上皮，真皮为染成红色的结缔组织，埋在皮肤内的棕黄色结构为毛根（有的脱落），毛根外为毛囊，内层的上皮性鞘和外层的结缔组织鞘；毛根和毛囊末端的膨大部分为毛球，结缔组织突入毛球底部，即毛乳头。在毛囊一侧有着色浅的细胞团，为皮脂腺。在毛与皮肤表面成钝角、一侧可见一束斜行的平滑肌，即为立毛肌。

高倍

观察皮脂腺的分泌部，细胞染色较浅；周边细胞小，呈立方形，越接近中央，细胞越大，呈多边形；胞质内充满脂滴，核固缩；导管短，开口于毛囊。

【实验报告】

思考题

（1）表皮分为几层结构？

（2）表皮中的哪一层具有生发功能，其电镜特点如何？

（3）皮肤中有哪些有被囊的感觉神经末梢？

（4）毛发的生长点位于何处？其结构如何？

（陈晓蓉）

第四节 淋巴器官
(lymphoid organ)

【实验目的】

(1) 掌握胸腺、淋巴结、脾脏的光镜结构特点。

(2) 了解扁桃体的结构。

【实验内容】

(一) 胸腺(thymus)(胸腺,苏木精－伊红染色)

低倍

表面为致密的结缔组织被膜,伸入实质的部分为小叶间隔,把胸腺分为许多小叶。小叶周边为染色深的皮质,中央为染色浅的髓质,由于小叶分隔不完全,相邻小叶的髓质彼此相连。

高倍

1. 皮质

有大量胸腺细胞(发育中的 T 细胞)和少量染色较浅的胸腺上皮细胞。

2. 髓质

大量胸腺上皮细胞及少量 T 细胞,常见圆形或椭圆形的胸腺小体,是由数层扁平的胸腺上皮细胞同心圆排列而成,中央退化,呈均质嗜酸性结构。

(二) 淋巴结(lymph node)(淋巴结,苏木精－伊红染色)

肉眼

呈豆形,外周为薄层被膜,被膜下周围染色深的为皮质,中央染色浅的为髓质。

低倍

1. 被膜

薄层结缔组织,其中有数条输入淋巴管;淋巴结一侧凹陷处为淋巴结门部,有几条输出淋巴管,此处无皮质,结缔组织多,直接与髓质相连(有的切片未切到)。被膜伸入实质形成小梁。

2. 皮质

(1) 浅层皮质:位于皮质浅层,由淋巴小结及小结间的弥散淋巴组织组成。淋巴小结呈圆或椭圆形,有的中央有染色浅的生发中心。

(2) 副皮质区:位于皮质深层,为大片弥散淋巴组织,此区内有高内皮(立方形)的毛细血管后微静脉。

(3) 皮窦:有被膜下的被膜下窦和小梁周围的小梁周窦。

3. 髓质

(1) 髓索:由淋巴组织形成的密集条索状结构。

(2) 髓窦:位于髓索之间或小梁与髓索之间,较皮窦宽大。

高倍

观察淋巴窦,其窦腔中有星形内皮细胞(着色浅,胞核较大),有巨噬细胞、淋巴细胞等。

(三)脾(spleen)(脾,苏木精—伊红染色)

肉眼

被膜较厚,大片红色结构为红髓,其中的蓝点为白髓。

低倍

1. 被膜和小梁

被膜较厚,致密结缔组织中还含有少量平滑肌纤维,被膜伸入实质形成小梁,其中有小梁动脉和小梁静脉。

2. 白髓

(1) 脾小结:即脾脏中的淋巴小结,小结一侧可有中央动脉分支。

(2) 动脉周围淋巴鞘:中央动脉周围环绕的薄层弥散淋巴组织。

(3) 边缘区:白髓和红髓交界的区域,不易区分。

3. 红髓

(1) 脾索:富含血细胞的淋巴组织构成的索条状结构,互相吻合。

(2) 脾窦:为血窦。

高倍

脾血窦内皮细胞核凸向窦腔,在脾索和脾血窦中均可见到巨噬细胞。

(四)扁桃体(tonsil)(扁桃体,苏木精—伊红染色)

肉眼

卵圆形结构,表面向深部凹陷。

低倍

上皮为复层扁平上皮,向内凹陷形成隐窝,其周围有许多淋巴小结及弥散淋巴组织。淋巴组织深面为结缔组织被膜。

【实验报告】

(一) 绘图

淋巴结,10×10 倍。

(二) 思考题

(1) 试述胸腺小体的位置及结构。
(2) 在光镜下描述淋巴结的一般结构。
(3) 淋巴结内淋巴循环的通路如何?
(4) 脾白髓包括哪些结构?
(5) 脾血窦内皮细胞有何特点?
(6) 说出淋巴结及脾的胸腺依赖区。

(陈晓蓉)

第五节　内分泌系统
(endocrine system)

【实验目的】

(1) 掌握甲状腺、肾上腺和脑垂体的光镜结构。
(2) 了解内分泌腺的组织结构特点。

【实验内容】

(一) 甲状腺(thyroid gland)(甲状腺,苏木精－伊红染色)

低倍
表面覆有结缔组织被膜,结缔组织伸入腺体内部,将腺实质分隔为不明显的小叶。小叶内有许多大小不等的圆形或不规则形滤泡,滤泡间有少量结缔组织和丰富的毛细血管。

高倍

滤泡由滤泡上皮细胞围成,细胞呈单层立方形或低柱状,核呈圆形,位于细胞中央,胞质弱嗜碱性。滤泡腔内含有染成红色的胶质。滤泡旁细胞体积大、染色淡,单个嵌在滤泡上皮细胞之间或散在于滤泡之间的结缔组织中,此细胞数量少,不一定能观察到。

（二）甲状腺（thyroid gland）（甲状腺,银盐浸润法）

低倍

滤泡旁细胞着棕褐色,位于滤泡上皮细胞之间和滤泡之间。

高倍

滤泡旁细胞较大,胞质中含大量的棕褐色嗜银颗粒,细胞核染成淡蓝色。

（三）甲状旁腺（parathyroid gland）（甲状旁腺,苏木精－伊红染色）

低倍

腺细胞排列呈团状或索状,其间有较多的毛细血管和脂肪细胞。

高倍

可见两种腺细胞。

1. 主细胞

数量多,胞体较小,染色较淡。

2. 嗜酸性细胞

数量较少,胞体较大,为多边形,胞质嗜酸性,染成红色。

（四）肾上腺（adrenal gland）（肾上腺,苏木精－伊红染色）

肉眼

外周红色部分为皮质,中间淡蓝色部分为髓质,髓质中央的空腔为中央静脉。

低倍

1. 皮质

表面覆有结缔组织被膜,皮质由外向内依次可分为3个带,各带之间相互移行,没有明显的界线。

（1）球状带:位于被膜下方,较薄,细胞排列成球团状。

（2）束状带:位于球状带下方,着色较淡,此层最厚,排列成单行或双行细胞索,且与被膜垂直。

(3) 网状带:较窄,紧靠髓质,细胞排列成索,相互吻合成网,和髓质的界线参差不齐。

2. 髓质

位于肾上腺中央。嗜铬细胞染成淡蓝色,围绕血窦排成团状或不规则索状。有的切片中可见到交感神经节细胞。髓质中央有中央静脉,其管腔较大,管壁较厚,有纵行的平滑肌束。

高倍

球状带细胞较小,呈锥体形,胞质弱嗜碱性,核染色深。束状带细胞较大,呈多边形,胞质内富含脂滴,脂滴在制片时被溶解,故染色浅,呈泡沫状,核着色较浅。网状带细胞较小,核小着色较深,胞质嗜酸性。皮质各带内,在细胞索之间或细胞团之间均可见丰富的窦样毛细血管。嗜铬细胞体积较大,呈多边形。

(五) 脑垂体 (hypophysis)(脑垂体,苏木精—伊红染色)

肉眼

染色深红的部分为前叶,染色较浅的部分为神经部,两者之间为中间部。

低倍

表面覆有致密结缔组织被膜,区分远侧部、中间部和神经部并认识各部基本组成部分,然后换高倍镜仔细观察各部中的微细结构。

高倍

1. 远侧部

腺细胞排列成索团状,其间可见丰富的窦状毛细血管,注意观察及辨认3种细胞。

(1) 嗜酸性细胞:细胞呈圆形或椭圆形,细胞界限清楚,因胞质中含有许多粗大的嗜酸性颗粒,故染成红色。

(2) 嗜碱性细胞:细胞大小不等,呈椭圆形或多边形,细胞界限清楚,因胞质内含有嗜碱性颗粒,故染成蓝色。

(3) 嫌色细胞:数量多,胞体小,胞质少,着色淡,光镜下细胞轮廓不清,有的几乎只能见到细胞核。

2. 中间部

很窄,位于远侧部和神经部之间,没有明显界限。可见一些大小不等的滤泡,腔内含有红色胶质。滤泡周围尚可见嗜碱性细胞和嫌色细胞。

3. 神经部

染色淡,含大量的无髓神经纤维及散在的神经胶质细胞。神经胶质细胞形状和大小不一,有的胞质内含有棕褐色的色素颗粒(垂体细胞)。还可见大小不等的嗜酸性团块,即赫令体。

【实验报告】

思考题

(1) 简述甲状腺腺细胞类型及功能。
(2) 简述肾上腺皮质 3 个带光镜结构特点和功能。
(3) 简述腺垂体远侧部腺细胞光镜结构、类型和功能。
(4) 比较内分泌腺和外分泌腺结构特点。
(5) 试述下丘脑与腺垂体和神经垂体的关系。

(贾雪梅)

第六节 消 化 管
(digestive tract)

【实验目的】

(1) 掌握食管的结构,了解消化管的 4 层结构。
(2) 了解胃底的 4 层结构,掌握阑尾的一般结构。

【实验内容】

(一) 食管(esophagus)(食管,苏木精－伊红染色)

肉眼
食管管腔呈不规则形,其腔面起伏不平的一层蓝紫色带为上皮。
低倍
1. 黏膜
上皮为复层扁平上皮(未角化),固有层突入上皮基底部,有些部位因切面关系,固有层似在上皮内。固有层着粉红色,纤维细密,其中有许多细胞核为成纤维细胞核;还有小的血管、淋巴管及食管腺导管等。黏膜肌层是一层纵行的平滑肌,在食管横断面上肌细胞呈横断面(注意寻找黏膜肌层,它是黏膜和黏膜下层的分界)。

2. 黏膜下层

为疏松结缔组织,着粉红色,纤维比较粗大,除细胞外,还有许多较大的血管。此外,此层可见有黏液性腺和混合性腺——食管腺。腺泡呈圆形、卵圆形或不规则形,腺腔很小;腺细胞呈柱状或锥状,胞质染色浅呈空泡状;核染色深,呈半月状位于细胞底部。可见导管穿过黏膜开口于食管管腔。

3. 肌层

根据取材部位的不同,其肌组织类型不同。若取自上三分之一部分,为骨骼肌;若取自下三分之一部分,为平滑肌;若取自中三分之一部分,则出现这两种肌组织的混合。肌纤维走行方向可分为内环、外纵两层,两层之间由结缔组织分隔,其中可见肌间神经丛。切片中所示内层为肌纤维的纵切面(环形肌),外层为肌纤维的横切面(纵形肌)。

4. 外膜

为纤维膜,由结缔组织构成,内有血管、淋巴管和神经。

高倍

注意区分肌层的肌纤维类型,判断你所观察的标本取自食管的哪一段。

(二)胃底(stomach)(胃底,苏木精—伊红染色)

肉眼

为一块长条形组织,一面高低不平显紫红色的是黏膜;另一面染成深红色者为肌层,淡红色者为黏膜下层,外膜较薄,不易辨认。

低倍

移动切片,区分管壁的4层结构,重点观察黏膜(上皮、胃小凹、固有层中的胃底腺)。

1. 黏膜

为蓝紫色,表面有许多较浅的小凹陷——胃小凹。被覆在黏膜表面和胃小凹的细胞为单层柱状上皮(表面黏液细胞)。上皮下为固有层,含有大量的胃底腺(分支或不分支的单管状腺),开口于胃小凹,由于腺体切面不同,有的呈长管状,有的呈圆形或不规则形;结缔组织很少,被挤在腺体之间。固有层外方可见平滑肌,为黏膜肌层,排列为内环行、外纵行。

2. 黏膜下层

由疏松结缔组织组成,内有血管、淋巴管及黏膜下神经丛。

3. 肌层

为较厚的平滑肌。其肌纤维大致排列成 3 层,为内斜、中环和外纵行,在中环和外纵行平滑肌间可见肌间神经丛。

4. 浆膜

由间皮和间皮下薄层疏松结缔组织组成。

高倍

位于胃表面和胃小凹的表面黏液细胞呈柱状,核呈椭圆形,位于细胞基部,顶部胞质内充满黏原颗粒,因制片中被溶解而呈透明空泡状。在固有层内有很多胃底腺的断面。选择胃底腺的纵断面观察下列各种细胞（在苏木精—伊红染色标本上,不能显示内分泌细胞）:

1. 主细胞

又称胃酶细胞。是胃底腺的主要细胞,数目最多,主要分布于胃底腺的体部和底部;细胞呈柱状,核呈圆形,位于细胞基部,胞质嗜碱性,染成蓝紫色,细胞顶部胞质中含大量的酶原颗粒。

2. 壁细胞

又称盐酸细胞。较主细胞少,多分布于胃底腺的颈部和体部;细胞体积较大,呈圆形或三角形。核圆形,位于细胞的中央,有时在一个细胞中可见双核,细胞质强嗜酸性。染成红色。

3. 颈黏液细胞

主要位于胃底腺的颈部,夹在壁细胞之间,数量较少;细胞呈柱状或烧瓶状,细胞核呈扁圆形,位于细胞基部,胞质染色浅,呈空泡状(注意该细胞与主细胞的区别)。

（三）十二指肠(duodenum)（十二指肠,苏木精—伊红染色）

肉眼

切片中染成蓝紫色有较大突起的一面为黏膜,这些较大突起为小肠的环行皱襞(有的切片未切到)。仔细观察,在环行皱襞上还可见许多小的突起,即小肠绒毛。

低倍

辨认十二指肠壁 4 层结构及黏膜上皮、绒毛的形状、固有层中肠腺的结构、黏膜下层中的十二指肠腺腺泡的类型及导管开口。

1. 黏膜

上皮为单层柱状上皮,有柱状细胞(吸收细胞)和杯状细胞组成。吸收细胞游离面有一深红色的带状结构,即纹状缘(在有的切片中无法看到)。绒毛中轴固有层结缔组织内可见许多毛细血管、散在分布的平滑肌纤维等,中央乳糜管不易见到。固有层内可见肠腺的各种不同断面,黏膜肌层由两层平滑肌(内环、外纵)组成。

2. 黏膜下层

为较疏松的结缔组织,其中除有血管、黏膜下神经丛和淋巴管外,可见有大量的黏液腺,即十二指肠腺。腺细胞胞质染色淡,核呈扁圆形,位于细胞基部。注意十二指肠腺是辨认十二指肠的主要标志。

3. 肌层

由两层平滑肌组成(内环、外纵)。两层间常见肌间神经丛。

4. 浆膜

在肌层外面,由少量疏松结缔组织和间皮组成。

(四)空肠(jejunum)(空肠,苏木精-伊红染色)

肉眼

可见黏膜、黏膜下层与肌层 3 层结构,并可见环行皱襞。

低倍

腔面有几个环行皱襞,在其表面有许多不同切面的绒毛,绒毛中轴的固有层内可见纵行的中央乳糜管。在固有层深层可见孤立淋巴小结。(你知道小肠绒毛与环行皱襞是如何形成的吗?)

高倍

肠腺为单管状腺,由相邻绒毛根部之间的上皮下陷到固有层而成,选择一断面观察肠腺的细胞(注意:若是肠腺的横切面,肠腺上皮围着腺腔,固有层位于上皮外周;但若是小肠绒毛的横切面,其结构为固有层位于中央,而上皮位于外周)。

1. 柱状细胞

注意核的形态位置。

2. 杯状细胞

形态同假复层纤毛柱状上皮中的杯状细胞。

3. 潘氏细胞

位于肠腺底部,三五成群,胞体呈锥体形,核呈圆形或卵圆形,细胞位于基部;顶部胞质内含有粗大的嗜酸性颗粒,染成鲜红色。

4. 内分泌细胞(嗜银细胞)

在苏木精-伊红染色标本上无法看到。

5. 未分化细胞

位于肠腺下部,散在于其他细胞之间;胞体较小,呈柱状,胞质嗜碱性。

（五）回肠（ileum）（回肠，苏木精—伊红染色）

结构与十二指肠和空肠相似，其特点是黏膜中淋巴组织发达，由多个淋巴小结聚积成集合淋巴小结，并可突入黏膜下层。淋巴小结上方的绒毛较低矮。

（六）结肠（colon）（结肠，苏木精—伊红染色）

肉眼

一面凹凸不平、染成蓝紫色的是黏膜，中层淡红色部分为黏膜下层，外层着红色。

低倍

1. 黏膜

仅有皱襞而无绒毛；上皮为单层柱状（由哪两种细胞组成？）；固有层中含有大量肠腺（与小肠腺有何区别？），肠腺为单管状腺，在固有层结缔组织中还可见到孤立的淋巴小结。

2. 黏膜下层

为疏松结缔组织，其内有较大的血管和黏膜下神经丛等。

3. 肌层

为内环、外纵的平滑肌。内环肌较发达，在外纵行的平滑肌中，有1～2处肌层增厚。两肌层间有少量结缔组织和肌间神经丛。

4. 浆膜

外表覆盖一层间皮细胞。当间皮下结缔组织内富含脂肪组织时可向表面突起，形成肠脂肪垂（此标本上不一定切到）。

高倍

结肠上皮和肠腺上皮为单层柱状上皮，杯状细胞较多。单管状肠腺在切片上可被切成各种切面。

观察本切片时应注意以下几点。

（1）黏膜表面有没有绒毛突起。

（2）上皮及肠腺中杯状细胞的数量。

（3）将大肠腺的结构和数量与小肠腺做比较。

（七）阑尾（appendix）（阑尾，苏木精—伊红染色）

肉眼

管腔小而平整，壁薄。

低倍

分清各层,注意与结肠壁结构做比较,注意观察阑尾黏膜上皮是否完整、固有层中肠腺的大小和数量以及淋巴小结的分布。

1. 黏膜

上皮为单层柱状,杯状细胞较多;固有层的肠腺短而少,淋巴小结和弥散淋巴组织很丰富,伸入黏膜下层;黏膜肌层常由于淋巴组织穿过而不完整。

2. 黏膜下层

为疏松结缔组织,含有大量淋巴组织。

3. 肌层

内环外纵两层平滑肌。

4. 外膜

为浆膜。

【实验报告】

(一)绘图

胃底腺,10×40倍。

绘制胃底黏膜高倍镜下结构图,要求标示:胃小凹和胃上皮细胞、胃底腺中的主细胞和壁细胞、固有层和黏膜肌层。

(二)思考题

(1) 消化管壁的组织结构分为几层? 各层的结构及功能如何?

(2) 比较食管、胃结构的异同点。

(3) 在显微镜下如何区分小肠三段?

(4) 环行皱襞、绒毛、微绒毛是如何形成的? 它们的功能如何?

(5) 胃黏膜上皮的结构特点是什么? 它与小肠黏膜上皮有何区别?

(6) 在消化管黏膜下层有腺体的是哪些器官?

(7) 比较小肠与结肠黏膜结构的异同点。

(杜久伟)

第七节 消 化 腺
（digestive gland）

【实验目的】

(1) 掌握颌下腺的一股结构。

(2) 区分胰腺外分泌部和内分泌部(胰岛)，掌握外分泌部腺泡的结构特点。

(3) 重点观察并掌握肝小叶的结构和门管区的组成。

【实验内容】

（一）颌下腺（ submandibular gland ）（颌下腺，苏木精－伊红染色）

肉眼

可见标本呈许多蓝紫色的小块，即小叶。

低倍

颌下腺为混合腺，腺泡被结缔组织分隔成若干个小叶。腺泡多数为染色较深的浆液性腺泡，染色淡的为黏液性腺泡，混合性腺泡较少。在腺泡间可见染色较红而管径较大的纹状管，由单层高柱状上皮组成。在小叶间结缔组织中可见小叶间导管，其管径较大，由假复层柱状上皮构成。

高倍

（1）黏液性腺泡细胞呈锥体形，胞质着色浅淡，细胞界限清楚。核呈扁圆形，位于细胞基部。

（2）浆液性腺泡细胞呈锥体形，核呈圆形，位于细胞基部。顶部胞质内有嗜酸性的分泌颗粒，故染色较红，基部胞质嗜碱性较强。

（3）混合性腺常见的形式是黏液性腺泡的末端有几个浆液性腺细胞附着，切片中呈半月形排列，故称半月。

（4）闰管少见，其管径小，管壁由单层扁平或立方细胞构成。

（二）胰腺（pancreas）（胰腺，苏木精－伊红染色）

肉眼

外形不规则、大小不等的小区域即为小叶。

低倍

胰腺组织被结缔组织分隔成许多小叶。首先分清内分泌部和外分泌部,外分泌部包括染色较深的浆液性腺泡以及腺泡之间的各级导管。在腺泡之间有散在分布的染色较淡、大小不等、形状不规则的细胞团——胰岛(内分泌部)。

高倍

1. 外分泌部

腺泡由单层锥体形细胞组成,核呈圆形,位于细胞基底部。顶部胞质中有紫红色的酶原颗粒,基部胞质嗜碱性强,染成蓝紫色。在腺泡腔内可见几个胞质染色淡、核呈圆形的细胞为泡心细胞(它是如何形成的?)。

在腺泡周围寻找闰管,由单层扁平或立方上皮构成,管腔小。小叶内导管及小叶间导管在小叶内及小叶间结缔组织中寻找,前者为单层立方上皮构成,后者管径较大,由单层柱状上皮构成。

2. 内分泌部(胰岛)

胰岛细胞的胞质染色很浅,细胞界限不清,苏木精—伊红染色的切片中无法区分几种细胞;细胞间有丰富的毛细血管。

(三)肝脏(liver)(肝脏,苏木精—伊红染色)

肉眼

在切片边缘可见一粉红色的细线,即为被膜的切面,标本实质中可见许多小腔,多为血管的切面。

低倍

1. 被膜

由致密结缔组织组成。

2. 肝小叶

由于人肝小叶间结缔组织很少,故肝小叶分界不清(如果观察的是猪肝,肝小叶间结缔组织较多,肝小叶的分界较为清楚)。先在肝小叶中央找到中央静脉,然后大致确定出一个肝小叶。肝小叶呈多边形或不规则形。各小叶的切面不全相同。肝小叶中央有一条中央静脉的横切面,肝细胞以此为中轴,呈索状向四周呈放射状排列,称肝索。肝索之间不规则的腔,即肝血窦。窦周隙及胆小管在该切片中无法辨认。

3. 小叶下静脉

位于肝小叶之间,管径较中央静脉大,管壁完整。

4. 门管区

是几个肝小叶之间的三角形或椭圆形区域中的结缔组织,其中含有 3 种伴行的肝门管道的分支(小叶间动脉、小叶间静脉及小叶间胆管),此区域即为门管区。

高倍

1. 中央静脉

位于肝小叶中央,由一层内皮细胞构成。由于肝血窦开口于中央静脉,故管壁不完整。

2. 肝索

切片中肝板呈索状,故称肝索。由肝细胞单行排列而成,彼此吻合成网。肝细胞体积较大,呈多边形,胞质嗜酸性;核呈圆形,位于细胞中央,核仁明显,有的肝细胞可见双核。肝细胞之间的胆小管因为很微细,在此标本中无法分辨。

3. 肝血窦

窦壁由扁平的内皮细胞构成,细胞之间有较大的间隙,核小,呈扁圆形,染色深,突向窦腔。肝血窦内有散在的肝巨噬细胞(又称 kupffer 细胞),体积较大,形态不规则,常伸出伪足状突起,胞质内有时可见吞噬颗粒,细胞核较大而圆,着色较浅(在此标本中较难分辨)。肝血窦在肝小叶中央与中央静脉相通。

4. 门管区

(1) 小叶间动脉:腔小、壁厚,内皮外有几层环行平滑肌。

(2) 小叶间静脉:腔大、壁薄,不规则,内皮外可有少量平滑肌。

(3) 小叶间胆管:管径细,管壁由单层立方上皮组成,染色较深。

【实验报告】

(一) 绘图

肝小叶及门管区,10×10 倍。

要求标示:肝小叶(中央静脉、肝索、肝血窦),门管区(小叶间动脉、小叶间静脉、小叶间胆管)。

(二) 思考题

(1) 什么是腺?浆液腺、黏液腺及混合腺如何区分?比较 3 种唾液腺结构的异同。

(2) 通过对肝脏切片的观察,分析肝小叶的结构组成。说出肝板、肝血窦、胆小管、窦周隙的位置关系。

(3) 胆小管是如何形成的?你知道病理情况下发生黄疸的原因吗?

(4) 肝血窦的结构有何特点？其有何功能意义？

(5) 窦周隙有何功能？窦周隙内含有何种细胞？该细胞有何功能？

(6) 何谓门管区？如何区分小叶间动脉、小叶间静脉及小叶间胆管？

(7) 肝脏血液循环有何特点？胆汁排出途径如何？

(8) 试述胰腺的组织结构。外分泌部腺泡属哪种腺泡？

(9) 胰岛的结构及功能如何？

（杜久伟）

第八节　呼 吸 系 统

（respiratory system）

【实验目的】

(1) 通过观察切片掌握气管管壁的各层结构。

(2) 观察肺的切片，对比标本中各级管道及肺泡结构的异同，掌握肺导气部与呼吸部的组成和结构。

【实验内容】

（一）气管(trachea)（气管，苏木精-伊红染色）

肉眼
切片中有蓝色半环形圈，为气管软骨环，缺口处为气管壁的背侧。

低倍
由腔面向外分为三层结构：

1. 黏膜

(1) 上皮：为假复层纤毛柱状上皮，夹有杯状细胞。

(2) 固有层：由细密的结缔组织组成，含有血管、神经、淋巴管和淋巴组织。

2. 黏膜下层：由疏松结缔组织组成，其中含有混合性腺、血管及神经等。

3. 外膜
由"C"透明软骨和疏松结缔组织组成。在软骨环缺口处（气管壁的背侧）可见平滑肌束。

高倍

1. 杯状细胞

在假复层纤毛柱状上皮内夹有杯状细胞。杯状细胞较高,形似高脚酒杯,顶部胞质含黏原颗粒(因苏木精—伊红染色标本中颗粒不易保存而呈空泡状)。细胞核位于细胞基部,染色较深。上皮游离面有大量的纤毛,基膜明显。

2. 弹性纤维

在固有层与黏膜下层交界处可见有较多的弹性纤维。

3. 混合性腺

由浆液性腺泡和黏液性腺泡组成。

(二)肺(lung)(肺,苏木精—伊红染色)

肉眼

为一小块海绵状组织,内有大小不等的腔隙,是肺内各级支气管的断面和动、静脉的断面。

镜下

低倍镜、高倍镜结合观察,可见如下结构:

1. 导气部

1)叶支气管至小支气管三层分界不清。

(1)黏膜

①上皮:假复层纤毛柱状上皮与气管黏膜上皮基本相同。

②固有层:位于上皮外方,为较薄且较细密的结缔组织。

③固有层外方出现平滑肌。

(2)黏膜下层:较疏松,含有少量腺体。

(3)外膜:有散在的不规则的透明软骨片,但随管径的变小,逐渐减少。

在小支气管壁的外侧,可见到伴行的肺动脉分支。

2)细支气管

低倍镜下,可见管腔较小,上皮为假复层或单层纤毛柱状,固有层薄,平滑肌相对增多,渐形成环形。杯状细胞、腺体、软骨更少至消失。

3)终末细支气管

低倍镜下,可见管腔更小,腔面有明显的皱襞。上皮为单层柱状。平滑肌进一步增多,形成完整环形。无杯状细胞、腺体及软骨。

2. 呼吸部

1)呼吸性细支气管

因有肺泡通连,故管壁不完整。其上皮为单层柱状或单层立方,肺泡开口处移行为单层扁平上皮。上皮外有少量平滑肌和结缔组织。

2）肺泡管

管壁上有很多肺泡的开口，因其管壁仅位于相邻肺泡开口之间，故在切片中呈结节状膨大。膨大处有单层立方或单层扁平上皮，上皮外有少量平滑肌。

3）肺泡囊

是由多个肺泡共同开口形成的囊状结构，相邻肺泡开口处无结节状膨大。

4）肺泡

肺泡壁很薄，腔面衬有单层肺泡上皮。两种类型的肺泡上皮细胞在切片中不易区分。

5）肺泡隔

即相邻肺泡之间的薄层结缔组织。内含丰富的毛细血管网和大量的弹性纤维。

6）肺巨噬细胞

分布于肺泡隔或肺泡腔内。具有吞噬细菌、异物等功能。在吞噬了吸入的尘粒后，称尘细胞。镜下胞体形状不定，细胞大，核圆，细胞质中含吞噬的黑色灰尘颗粒（该细胞是由哪种细胞分化而来？）。

注意：肺内有大量各级支气管的断面和动、静脉的断面，区分时主要根据管壁上皮细胞的类型以及软骨、腺体及平滑肌的有无和数量。

【实验报告】

（一）绘图

气管，10×10 倍。
要求标示：黏膜层、黏膜下层、外膜、假复层纤毛柱状上皮、透明软骨等结构。

（二）思考题

（1）简述气管壁的结构。
（2）支气管哮喘的发生与肺导气部哪一段结构的变化有关？为什么会发生这种变化？
（3）简述肺导气部的组成及它们的结构变化规律。
（4）在光镜下如何区分肺内小支气管、细支气管和终末细支气管？
（5）简述肺小叶的定义。
（6）试述肺呼吸部的组成、结构及功能。
（7）试述气血屏障的组成及功能。

（许克义）

第九节 泌尿系统

（urinary system）

【实验目的】

（1）通过对肾脏切片的观察，重点掌握肾单位的组成和结构。
（2）了解输尿管的组织结构

【实验内容】

（一）肾（kidney）（肾，苏木精—伊红染色）

肉眼

切片的不同部位染色深浅不同，染色较深的边缘部为皮质，其深部染色较浅者为肾锥体。

低倍

1. 被膜

被覆在肾表面的致密结缔组织薄膜。

2. 皮质

（1）皮质迷路：可见大小不等、形状不一的肾小管断面和分布在其间的肾小体。肾小体呈圆球状，由血管球和肾小囊组成。肾小体的周围数量较多、染色较红的是近曲小管，染色较浅、管腔较大的是远曲小管。

（2）髓放线：位于皮质迷路之间纵行的集合小管和肾小管，呈条纹状。

3. 髓质

位于皮质深层，无肾小体，由近端小管直部、远端小管直部、细段和集合小管构成。

4. 肾间质

在泌尿小管之间的少量结缔组织为肾间质，内含有血管和神经等。

高倍

1. 皮质迷路

1）肾小体

切面呈圆形或椭圆形，由血管球和肾小囊组成。

　　(1) 血管球:可见大量毛细血管切面以及一些蓝色细胞核(内皮细胞核、足细胞核及球内系膜细胞核镜下不易分辨)。

　　(2) 肾小囊:包在血管球外面,分壁层和脏层。外层(壁层)为单层扁平上皮。内层(脏层)紧贴在血管球毛细血管的外面,为足细胞。脏、壁两层之间的腔隙为肾小囊腔,切片中偶可见该腔与近曲小管直接相通(是肾小体的哪一个极?)。在一些肾小体的血管极处可见致密斑(它是如何形成的?)。肾小体附近有时可见到入球或出球微动脉的断面。

　　2) 肾小管

　　(1) 近曲小管:数量较多,管径较粗,管腔较小,腔面不规则。上皮细胞呈锥体形,细胞界限不清(为什么?),细胞核呈圆形,靠近基底,细胞质呈强嗜酸性,游离面有刷状缘(电镜下的什么结构?),基底部有纵纹(它是如何形成的?)。

　　(2) 远曲小管:与近曲小管相比较,数量较少。与近曲小管相比管径较小,但管腔较大(为什么?);细胞核呈圆形,位于细胞中央,细胞质呈弱嗜酸性;细胞界限较清楚,细胞基部有明显的纵纹。

　　(3) 近端小管直部、远端小管直部和集合小管:近端小管直部、远端小管直部的结构分别与近曲小管和远曲小管相似;集合小管结构见肾锥体。这些结构均位于髓放线中。

　　3) 致密斑

　　在肾小体血管极处,由远端小管靠近血管极一侧的上皮细胞变高、变窄、细胞核密集排列形成。

　　2. 肾锥体

　　1) 细段

　　细段管径小,管壁为单层扁平上皮,应注意与毛细血管区别。

　　2) 远端小管直部

　　细胞呈立方形,细胞分界不如集合小管清楚。

　　3) 集合小管

　　管径较大,上皮细胞呈立方形或柱状,至肾乳头时细胞呈高柱状,称为乳头管。胞质染色浅(胞质透明),细胞分界清楚,细胞核呈圆形,位于细胞中央。

　　(二) 输尿管(ureter)(输尿管,苏木精－伊红染色)

　　肉眼

　　输尿管的管径较小,管腔呈星形。

　　低倍

　　有许多纵行皱襞,管壁从内向外可分为黏膜、肌层和外膜。

高倍

1. 黏膜

由变移上皮和细密的结缔组织构成。

2. 肌层

由平滑肌构成,上 2/3 为内环、外纵两层;下 1/3 为内纵、中环、外纵三层(你所观察的输尿管属于哪一段?)。

3. 外膜

为疏松结缔组织,其中含有血管和小神经束。

【实验报告】

(一)绘图

肾脏,10×40 倍。

绘制高倍镜下肾脏的结构图,要求标示:肾小体(血管球、肾小囊);肾小管(近曲小管、远曲小管、细段、致密斑);集合小管。

(二)思考题

(1)叙述肾小体的结构及其与原尿形成的关系。
(2)光镜下应根据哪些结构特征区别近曲小管与远曲小管?
(3)髓袢是由哪几段组成的?
(4)叙述肾小管的组成、分布与功能。
(5)叙述球旁复合体的组成、结构与功能。

(许克义)

第十节　男性生殖系统
(male reproductive system)

【实验目的】

(1)掌握睾丸生精小管的组织结构和精子发育的各个阶段以及睾丸间质细胞的形态特点。

（2）结合附睾的结构与功能区分输出小管和附睾管。

（3）了解输精管的结构特点。

（4）了解前列腺的组织结构。

【实验内容】

（一）睾丸（testis）（睾丸，苏木精一伊红染色）

肉眼

切片为圆锥形，染色较红的为白膜，其余为睾丸的实质部分。

低倍

1. 白膜与纵隔

睾丸表面有一层间皮，白膜由致密结缔组织组成。睾丸的实质小叶与小叶间隔不易分辨，在睾丸与附睾相邻处白膜增厚——睾丸纵隔，内有不规则的腔隙——睾丸网，纵隔附近可见直精小管。

2. 生精小管

睾丸的实质内，小叶与小叶间隔不易分辨，可见大量各种切面的生精小管；生精小管是一些上皮性管道，管壁较厚，由数层细胞组成。生精小管之间有一些疏松结缔组织，为睾丸间质，其中有成群或单个分散的间质细胞。

高倍

1. 生精小管

管壁由复层的生精上皮组成。上皮细胞有两种：支持细胞和生精细胞。生精上皮基膜外有结缔组织和肌样细胞包绕，后者为长扁平形，染色较淡。

1）生精细胞

由基膜向腔面排列成多层，区分不同发育阶段的生精细胞。

（1）精原细胞：位于基膜上，常排列成一层，体积较小，呈圆形，核亦呈圆形，染色较深。

（2）初级精母细胞：位于精原细胞的内侧，排列成2～3层，细胞体积较大，核也大而圆，核呈丝球状。

（3）次级精母细胞：靠近管腔，细胞较小，呈圆形；细胞核也较小，但该细胞很快进行第二次减数分裂，故切片中不易看到。

（4）精子细胞：位于腔面，排列成多层，细胞体积最小，核圆，着色最深。

（5）精子：在一些生精小管的管腔面，可见成群的精子。染成深紫色梭形的精子头，有的还能见到淡红色的精子尾部。

2）支持细胞

位于生精细胞之间,其基部位于基膜上,顶部至生精小管腔面,其外形轮廓不清楚;该细胞主要特征为核呈不规则卵圆形或三角形,核染色较浅,有明显的核仁,位置在精原细胞或初级精母细胞之间。

注意:以上各种细胞由于外形轮廓不清楚,故只能根据细胞核的大小、染色的深浅、细胞核的位置等特点来区分。

2. 睾丸间质

在生精小管之间富含血管的疏松结缔组织,其中含睾丸间质细胞,常三五成群,细胞体积较大,胞质嗜酸性,呈圆形或不规则形,核大而圆,染色浅,有明显核仁。

(二)附睾(epididymis)(附睾,苏木精—伊红染色)

低倍

可见两种形态不同的管道,一种管腔呈波纹状,为输出小管,位于附睾头部;另一种管腔规则,为附睾管,位于附睾体部和尾部。管壁上皮外面为结缔组织,其中含有血管和薄层平滑肌。

高倍

1. 输出小管

管壁由高柱状有纤毛的细胞和低柱状的细胞相间排列组成,以致管腔面起伏不平呈波纹状,细胞界限不甚清楚。若将光线调暗些,可见柱状细胞表面的纤毛。管腔中可见分泌物。

2. 附睾管

上皮是假复层柱状上皮,由主细胞和基细胞组成。主细胞呈高柱状,细胞核呈椭圆形,色浅,位于基部,细胞顶端有排列整齐的静纤毛。基细胞较小,核呈圆形。附睾管管腔规则,内含大量的精子和分泌物。

两种管道的基膜外均可见少许平滑肌包绕。

(三)输精管(deferent duct)(输精管,苏木精—伊红染色)

肉眼

为一圆形断面。管壁较厚,中央有窄腔,腔面蓝色部分为黏膜上皮。

低倍

分辨黏膜层、肌层和外膜三层。黏膜向管腔内突出形成许多皱襞。

高倍

1. 黏膜层

上皮为假复层柱状上皮,表面有静纤毛,固有层为结缔组织。

2. 肌层

很厚，占管壁厚度的大部分。由内纵、中环、外纵三层平滑肌组成。

3. 外膜

由疏松结缔组织组成。

（四）前列腺（prostate gland）（前列腺，苏木精—伊红染色）

肉眼

本切片为锥形，锥底较密而染色深，为被膜，其余大小不等、形状不一的许多小腔隙，即是前列腺腺泡。

低倍

前列腺的实质由大量腺泡组成，腺泡大小不等，上皮及结缔组织向腺腔内突出形成许多皱襞，致管腔形态不规则。前列腺的特征性结构是有些腺泡腺腔中有前列腺凝固体（为大小不等、圆形或卵圆形、嗜酸性的均质性结构）。若凝固体钙化则形成结石，呈同心圆排列。腺泡之间有结缔组织和平滑肌。

高倍

腺泡上皮为单层扁平、单层立方、单层柱状或假复层柱状上皮。部分腺腔中有密集的细胞团，为皱襞上皮的切面。腺泡间除结缔组织外，还有丰富的平滑肌，核呈长卵圆形或杆状，染色较淡。导管的上皮为单层柱状。

【实验报告】

（一）绘图

睾丸生精小管，10×40倍。
要求标示：生精上皮、基膜、肌样细胞；精原细胞、初级精母细胞、精子细胞、精子及支持细胞；睾丸间质中的间质细胞。

（二）思考题

（1）试述睾丸的一般结构。
（2）试述生精小管的组织结构、精子的发生过程及精子的形态结构。
（3）试述支持细胞的形态结构和功能。
（4）试述睾丸间质细胞的形态结构及其功能。
（5）在光镜下应如何区分附睾输出小管和附睾管？
（6）试述前列腺的结构特点及功能。

（杜久伟）

第十一节 女性生殖系统
（female reproductive system）

【实验目的】

（1）掌握卵巢的结构。区分不同发育阶段卵泡的结构变化。

（2）了解输卵管的构造。

（3）掌握子宫的结构及增生期的子宫内膜的结构特点。

（4）掌握分泌期子宫内膜的结构特点，并与增生期进行比较，从而加深对子宫内膜周期变化的理解。

（5）了解静止期乳腺的结构特点及乳腺从静止期转变为活动期的主要形态变化。

【实验内容】

（一）卵巢（ovary）（卵巢，苏木精—伊红染色）

肉眼

标本为卵圆形，为整个卵巢的切面。

1. 皮质

为卵巢周围着色较深的部分，其内可见大小不等的空泡，是发育中卵泡的切面。此外还可见到体积较大染成浅红色的圆形结构，是黄体的切面。

2. 髓质

为卵巢中央染色较浅的狭窄部分。切片一侧与卵巢系膜相连处为卵巢门。

低倍

可见卵巢表面由一层扁平或立方形的生殖上皮覆盖。卵巢实质可以分为周围的皮质（含有许多不同发育阶段的卵泡）以及中央的髓质（由少量结缔组织、血管、神经等构成）。

高倍

观察的重点是各级卵泡，注意观察卵泡发育过程中的结构变化。

1. 原始卵泡

位于皮质浅层,数量很多,体积较小;由中央一个大的初级卵母细胞和周围一层扁平的卵泡细胞组成。初级卵母细胞大而圆,核亦大而圆,空泡状,核仁明显。卵泡细胞呈扁平形,包围在初级卵母细胞的周围,细胞的界限不易分清,只能见到染色较深的扁圆形细胞核。

2. 初级卵泡

较早期的初级卵泡,体积较原始卵泡大。初级卵母细胞体积增大,卵泡细胞由单层扁平变成立方形,进而变成复层。卵母细胞和卵泡细胞之间可见一层均质性的嗜酸性膜——透明带。随着卵泡细胞由单层变成复层,有一层柱状的卵泡细胞呈放射状排列在卵母细胞周围——放射冠。卵泡周围的结缔组织及梭形基质细胞围绕卵泡形成卵泡膜。

3. 次级卵泡

位于皮质深层,体积继续增大。寻找一个有卵丘的次级卵泡进行观察。

(1) 初级卵母细胞:体积继续增大,透明带进一步增厚。

(2) 卵泡腔及卵泡液:卵泡细胞分裂增生成多层,细胞界限不清,只见到密集排列的圆形细胞核,又称颗粒细胞。卵泡细胞间出现一些小的不规则腔,内含有淡红色的卵泡液,以后融合成一个大的腔——卵泡腔。

(3) 卵丘:有较大卵泡腔的次级卵泡,在卵泡腔的一侧可见卵丘。(它是如何形成的? 部分卵泡看不到卵丘,何故?)

(4) 卵泡壁(颗粒层):在卵泡腔周围的卵泡细胞排列成数层形成卵泡壁。

(5) 卵泡膜:可以分为内外两层;内层比较疏松,富含较多的梭形或多边形膜细胞及血管;外层较致密,主要成分是纤维。

凡是有卵泡腔的卵泡都是次级卵泡(又称为囊状卵泡)。

认真识别如下结构:a. 卵细胞、b. 透明带、c. 放射冠、d. 卵泡腔、e. 颗粒层、f. 卵丘、g. 卵泡膜。

4. 成熟卵泡

体积更大,并明显向卵巢表面突出。透明带和放射冠更明显。卵泡腔很大,腔内充满卵泡液。颗粒层变薄,有时可见卵丘与颗粒层之间出现小腔隙。因存在时间短,故切片中不易见到。

5. 闭锁卵泡

可出现在卵泡发育的各阶段。如发生在原始卵泡,初级卵母细胞核固缩,细胞退化、溶解。卵泡细胞也发生退化、溶解。如发生在次级卵泡,初级卵母细胞退化,而周围的透明带皱缩、断裂成嗜酸性带状;卵泡腔缩小;颗粒细胞散在分布,细胞退化、溶解;有时可见着色浅、体积较大的细胞环绕周围,是肥大的卵泡膜内层细胞。

6. 间质腺

由晚期的次级卵泡退化形成。卵泡膜内层的膜细胞体积增大形成上皮样细胞,呈多边形,胞质中充满脂滴,呈空泡状;并由结缔组织和血管分隔成细胞团或细胞索,形似黄体。动物卵巢中 有较多的间质腺。

7. 黄体

体积很大,其外有结缔组织被膜,与周围组织分界清楚,其内黄体细胞的体积较大,胞质着色较淡,细胞之间有丰富的毛细血管。在部分卵巢切片中无法看到黄体。

(二)输卵管(oviduct)(输卵管,苏木精—伊红染色)

肉眼

输卵管的横切面略呈圆形,其中染色较深的是黏膜。

低倍

将管壁分为黏膜,肌层和浆膜三层。皱襞特别发达为输卵管的特点(管腔几乎被分支的皱襞充满,只留一裂隙)。

高倍

1. 黏膜

上皮为单层柱状上皮。部分细胞为纤毛细胞,胞核呈圆形或椭圆形,染色较浅,细胞游离面有纤毛(如纤毛看不清楚,可根据核的特点来区别);部分细胞无纤毛,位于纤毛细胞之间,为分泌细胞,着色较深,胞核呈长圆形,染色也较深。固有层为细密结缔组织。

2. 肌层

由内环、外纵两层平滑肌组成,纵行肌排列很分散,其周围充满大量的结缔组织和血管。

3. 浆膜

由单层扁平上皮被覆在输卵管外面,与一般浆膜结构相同。

(三)子宫(uterus)——增生期(proliferative phase)(增生期子宫,苏木精—伊红染色)

肉眼

表面染成淡蓝色的一层是黏膜,较薄。染成粉红色很厚的部分是肌层。

低倍

区分内膜和肌层,注意观察子宫内膜的厚度,并将增生期和分泌期相比较。

高倍

1. 内膜

(1) 上皮:为单层柱状上皮,由纤毛细胞和分泌细胞组成。若将光线调暗些,则可见到纤毛。

(2) 固有层:有大量梭形或星形的基质细胞和子宫腺。子宫腺是管状腺,腺上皮为单层柱状;在切片中能够看到子宫腺的各种切面,腺体较小、腺腔狭窄、较直;多数腺腔内看不到分泌物。增生期子宫的固有层中血管不多,也无充血。

仔细观察,可将固有层分为界限不明显的两层:功能层靠腔面,较厚,腺体较少,多数是纵切面,基质细胞较分散,着色稍浅;基底层靠近肌层,较薄,腺体较多,多是横切面或斜切面,基质细胞较密集,着色较深。

2. 子宫肌层

很厚,由成束的平滑肌组成,肌束之间有少量结缔组织。肌纤维相互交织,肌层分层不明显,由内向外大致分为3层:黏膜下层、中间层和浆膜下层。

(1) 黏膜下层和浆膜下层:较薄,主要为纵行的平滑肌束。

(2) 中间层:较厚,以环行的为主的平滑肌束有较大的血管穿行其间。

(3) 外膜:浆膜,在部分切片中未切到。

(四) 子宫(uterus)——分泌期(secretory phase)(分泌期子宫,苏木精—伊红染色)

肉眼

可分出蓝色的内膜和红色的肌层。

低倍

可见靠近肌层的为内膜基底层,有增生修复的能力。基底层以上的内膜,为功能层。重点观察分泌期子宫内膜的功能层。注意从内膜厚度、腺体的变化、间质和血管等方面与增生期比较。

子宫分泌期与增生期的区别为以下几点。

(1) 子宫内膜增厚。

(2) 子宫腺腺腔扩大,极度弯曲呈锯齿状,内有淡红色的分泌物。

(3) 基质较疏松,细胞间隙较大,为水肿现象。

(4) 螺旋动脉增多,伸展到内膜的浅层,切片上该血管被切成串珠状的圆圈样结构。观察时最好先在基底层找到,认识以后,再到功能层寻找。

高倍

基质细胞体积较大。内膜浅层有螺旋动脉分支形成的窦样毛细血管。

（五）静止期乳腺（resting mammary gland）（静止期乳腺，苏木精—伊红染色）

低倍

腺泡稀少，在大量的脂肪组织和结缔组织中，有散在的导管和小腺泡构成乳腺小叶，腺泡和导管数量很少。其中能够看到血管的切面和脂肪细胞。结缔组织中腔隙较大者为小叶间导管。

高倍

小叶内腺泡上皮为立方形或矮柱状，与小叶内导管上皮无法区分。一般而言，导管的腔较大，而腺泡则是腔小或没有腔的一团细胞。

（六）活动期乳腺（lactating mammary gland）（活动期乳腺，苏木精—伊红染色）

低倍

主要特点为大量的腺泡和少量的结缔组织，结缔组织将腺泡分为许多小叶。腺泡上皮的形态与其功能状态有关，一些腺泡上皮为高柱状，腔内不含或有少量的分泌物；一些腺泡上皮则为扁平状或立方形，腔内含有较多的分泌物（染成紫红色的乳汁）。由于乳腺各小叶处于不同的分泌时期，故各小叶腺泡细胞的形态不完全一致。

小排泄管与腺泡很难区分，大的排泄管位于结缔组织中，上皮为单层柱状或复层扁平上皮。

高倍

1. 腺泡

为单层柱状、单层扁平状或立方形，近游离面胞质内常出现空泡（是脂滴被溶解所致）。上皮细胞与基膜之间有肌上皮细胞（标本上不易辨认）。腔内含有乳汁，染成红色的是乳汁中的蛋白质成分，空泡是乳汁中的脂滴溶解而形成。

2. 小叶间的导管

管腔比腺泡腔大得多，管壁由一层或两层柱状上皮细胞组成，可见到乳汁。

【实验报告】

（一）绘图

卵巢，10×10 倍。
要求标示：初级卵母细胞、透明带、放射冠、卵丘、颗粒层、卵泡腔、卵泡膜。

（二）思考题

（1）叙述卵巢的一般结构。

（2）从原始卵泡发育到成熟卵泡，其组织结构发生了哪些变化？

（3）黄体是怎样形成的？黄体的转归如何？试述黄体的结构和功能。

（4）什么是排卵？叙述排卵发生的时间及从卵巢中排出的结构。

（5）卵巢中哪些结构有内分泌功能？它们分泌的激素与子宫内膜周期性变化有何关系？

（6）试述子宫的一般组织结构，并与输卵管进行比较。

（7）子宫内哪些结构参与月经周期变化？

（8）比较子宫内膜在月经期、增生期和分泌期的结构变化。

（9）比较静止期和活动期乳腺结构的异同点。

（杜久伟）

第三章 胚 胎 学

　　人体胚胎学是叙述受精卵经过极复杂的程序发生发育成人体的过程,是一个连续演变的过程。这个过程仅用语言、文字和图难以使初学者理解透彻。所以,胚胎学实验是我们了解胚胎演变的重要手段。因为人的胚胎材料细小难得,需要我们通过实验课观察胚胎模型,结合胚胎发生电影、图片、照片及胚胎标本等,使难以琢磨的人体发生过程变为用眼能看到、用手能摸到的易懂的具体过程,同时还能帮助我们了解胚胎发育每个阶段外形及内部主要结构的演变过程,把胚胎发育的过程有机地联系起来,建立胚胎发生发育变化的动态和立体概念。另外,在掌握正常发育的同时,还要求我们了解胚胎发生的一些常见畸形。

第一节　人胚发生和早期发育

(human embryogeny and early stage of development)

【实验目的】

　　通过对胚胎早期发生模型的观察,理解人体早期的发生、发育过程(包括两性生殖细胞的成熟、精子的获能、受精、胚泡的形成、植入、三胚层胚盘的形成及三胚层的分化)。

　　1. 受精至胚泡形成(第一周):

　　了解受精的时间、地点、条件、过程及受精的意义;了解卵裂、桑葚胚和胚泡的形成,滋养层的演变;了解植入的过程与条件,异位植入及原因。

　　2. 二胚层期(第二周)

　　上胚层与下胚层的形成;羊膜腔与卵黄囊的形成;细胞滋养层、合体滋养层及胚外中胚层的组成;绒毛膜的结构与功能。

　　3. 三胚层期(第三周)

　　原条的出现,脊索及胚内中胚层的形成。外胚层与内胚层的形成。

　　4. 胚体形成与胚层分化(第四周至第八周)

内、中、外三胚层的分化;胚胎外形的变化。

通过对模型的观察,了解绒毛膜、卵黄囊、羊膜、尿囊和脐带的形成及其在胚胎发生中的功能;子宫的蜕膜反应和蜕膜的分部;掌握胎盘的结构和功能及胎盘屏障的组成及功能。

【实验内容】

(一) 人体胚胎早期发育模型

本套模型共 17 只,从受精卵开始一直到胚胎发生、发育的第五周(包括胚前期、胚期)。具体内容包括受精、卵裂、胚泡的形成、三胚层的形成及分化、胚体外形的发生及演变、胎膜的形成等内容。

此套模型能按层次剖开,由表及里显示各胚层的分化;各系统及各器官发生的演变过程,在时间上有着横向联系,利于我们掌握人体发生复杂的形态演变过程。

1. 模型 1～5(受精、卵裂、胚泡的形成)

模型 1

受精卵:在受精卵(粉红色)的表面有 3 个小细胞——极体(其中两个紫罗蓝色的是已分裂的第一极体,一个黑色的是第二极体)。

模型 2

卵裂期:时间大约在受精后 30 h,受精卵开始卵裂为两个卵裂球。其中一个细胞较大(绿色),另一个细胞较小(粉红色)。

模型 3

卵裂期:大卵裂球(绿色)分裂较快,已分为两个细胞;小卵裂球(白色)尚未分裂;故此时是 3 个细胞。

模型 4

桑葚胚:大约在受精后第 3 天。受精卵反复分裂,形成由 12～16 个卵裂球组成的实心胚,外形如桑葚,故名。

模型 5

胚泡:大约在受精后第 4 天,胚泡的剖面观。桑葚胚已进入子宫腔,中央出现一大腔——胚泡腔,包围胚泡腔的细胞——滋养层(绿色),胚泡腔的一侧有一团细胞——内细胞群(粉红色)。

2. 模型 6～12(二胚层期)

模型 6

受精后第七天。胚泡体积增大,并开始向子宫内膜植入。此时与子宫内膜相接触的滋养层已分化为内外两层,外层为合体滋养层(浅绿色);内层为细胞滋养层(深绿色)。内细胞群朝向胚泡腔一侧形成一层立方形的细胞——下胚层(黄色),内细胞群其余的细胞形成上胚层(蓝色)。

模型 7

受精后第八天。合体滋养层细胞增多,上胚层和下胚层相贴形成胚盘。在上胚层与滋养层之间出现一腔——羊膜腔,其顶为单层扁平的羊膜上皮(白色),羊膜上皮与上胚层的周缘相连,形成羊膜囊。

模型 8

受精后第九天。细胞滋养层表面大部分已由合体滋养层覆盖,其内出现一些小的腔隙——滋养层陷窝。细胞滋养层向胚泡腔内形成一层薄膜——体外腔膜(玫红色),此膜与下胚层的周缘相连,形成一个大的囊腔——初级卵黄囊。

模型 9

受精后第十一天。此时胚泡已埋入子宫内膜。合体滋养层表面可见绒毛干;细胞滋养层向内分裂增生形成胚外中胚层(玫红色)填充在胚泡腔中,其内有一些小的腔隙。下胚层下面附着较小的初级卵黄囊。

模型 10

受精后第十二天。在胚外中胚层中的间隙增多、增大。初级卵黄囊的上方是由下胚层增生形成的另一个小囊——次级卵黄囊(黄色),随着次级卵黄囊的出现,初级卵黄囊逐渐萎缩退化。

模型 11

受精后第十三天。胚外中胚层中的腔隙已完全融合成一个大腔——胚外体腔。此时,胚外中胚层衬在滋养层内面,与滋养层共同形成绒毛膜;包在卵黄囊外面,与卵黄囊上皮共同构成卵黄囊壁;包在羊膜囊外面,与羊膜上皮共同构成羊膜。连接于羊膜囊与绒毛膜内面的胚外中胚层称体蒂。初级卵黄囊继续退化。

模型 12

相当于受精后第十四天(二胚层末期)。绒毛膜外表面是合体滋养层,中间是细胞滋养层,内面是胚外中胚层。胚外体腔大,在腔内悬有羊膜囊和卵黄囊。

取下模型左半,能够看见羊膜囊和卵黄囊的壁均由两层组成(分别是哪两层?)。此时体蒂已移向胚盘的尾端。卵黄囊的下缘与绒毛膜之间有一暂时存在的细胞索(玫红色),其中有一个小囊泡(黄色)是初级卵黄囊的残迹。

3. 模型 13~17(三胚层形成和分化)

模型 13

约为受精后第十六天,为中胚层形成和三胚层胚盘形成期。可以观察到以下内容:

（1）羊膜囊的上半部被切除，能够看见羊膜是由两层组成；胚盘、卵黄囊（玫红色）位于胚盘尾端的体蒂及一部分绒毛膜。

（2）在羊膜腔的底能够看见扁平卵圆形的外胚层（粉红色），取下外胚层，可见其后部正中线上的原条及前方的原结，原条正中有原沟，原结中有原凹。在上胚层与下胚层之间原条已经形成中胚层（红色），此时的上胚层改称外胚层；原下胚层的细胞已由中胚层置换形成内胚层。在中胚层头端和尾端各有一个无中胚层的区域（仅有内、外胚层相贴），分别为口咽膜和泄殖腔膜；在内、外胚层之间有原结细胞向头端增生下陷形成的细胞索——脊索（红色）。

（3）取下模型左半，观察右半。能够看见卵黄囊壁也由两层组成（外层玫红色和内层黄色的分别是哪一层？）。在卵黄囊的壁上有许多细胞团——血岛（玫红色）；卵黄囊尾侧向体蒂内伸出一个小的盲管——尿囊（黄色）。

模型14

约为受精后第十九天，三胚层分化前期。可以观察到以下内容。

（1）羊膜囊的上半部及羊膜被切除，可见羊膜腔的底（是哪个胚层？）；下方是卵黄囊（表面凹凸不平）；胚体的尾端有体蒂并与绒毛膜相连，有几支绒毛。

（2）背面观察：胚盘呈卵圆形，已开始向羊膜腔内隆起。外胚层前半正中线上可见神经板，其头端宽大已形成神经沟及两侧隆起的神经褶，后半正中线上可见已开始退化的原条。

（3）胚盘可见其中轴头端有一棒状脊索（红色）；脊索两侧的中胚层增厚，为轴旁中胚层，外侧为间介中胚层，最外侧为侧中胚层。侧中胚层又分为体壁中胚层（能够取下）、脏壁中胚层及两层之间的胚内体腔。胚体的头、尾端有口咽膜和泄殖腔膜。

（4）取下模型左半的胚外中胚层，可见卵黄囊壁上有许多血岛。在内胚层头端的腹面有两条原始心管（玫红色）；在内胚层的背侧可见由血岛开始连接形成背主动脉；体蒂内有尿囊。

模型15

约为胚胎发育第四周初，为三胚层分化期。可以观察到以下内容。

（1）由于胚盘已卷褶成圆筒形的胚胎，胚体突入羊膜腔内，故羊膜已不附在胚盘的周边，开始移向胚体的腹侧。

（2）在胚体背侧中段，两侧的神经褶已经开始靠拢并愈合成神经管，愈合过程向头、尾两端进展（若前、后神经孔未闭合会发生什么畸形？）。头端神经褶前下方有一口凹（原始口腔）；其侧面有隆起，第一对鳃弓（较大）及刚发生的第二对鳃弓（较小）。原始口腔的腹侧可见有较大的心包隆起。

（3）卵黄囊上半部开始缩窄形成卵黄蒂。

（4）取下模型左半外胚层，在左半外胚层的腹面有神经嵴；在右半中胚层上可见体节（红色），体节外侧有6条横行的前肾小管（绿色）和一条纵行的前肾管（绿色）。

（5）取下左半中胚层，在右半胚体上可见内胚层已经形成原始消化管；在原始消化管的背侧有脊索（红色）一直延伸到口咽膜处。在口咽膜的腹侧有一心包腔，内有原始心脏。原始消化管起自于口咽膜，止于泄殖腔膜，分为前肠、中肠、后肠。中肠腹侧借卵黄蒂与卵黄囊相通。原始消化管的背侧有一根背主动脉，由背主动脉再发出走向卵黄囊的卵黄动脉及走向体蒂中的两根脐动脉，后者再形成绒毛膜及绒毛干中的血管。前肠头端腹侧有一囊状隆起——甲状腺原基（绿色）；前肠末端腹侧的上皮增生形成一个小的隆起——肝憩室（黄色）。

（6）体蒂更细长，已开始移向胚体腹侧，内有尿囊及尿囊动、静脉演变成的脐动脉和脐静脉。

模型16

约为胚胎发育第四周中期，三胚层分化期。可以观察到以下内容。

（1）胚体弯曲成"C"形，头粗大、尾细小。胚体腹侧有体蒂及羊膜的切缘，卵黄蒂已切断，壁上有卵黄动、静脉的断面。

（2）胚体头端的腹侧有一原始口腔，因口咽膜已破裂故与原始消化管相通。原始口腔周围有5个突起：即前方的额鼻突、两侧的一对上颌突和一对下颌突。下颌突的下方有一个大的心包隆起；在颈部侧面有鳃弓和鳃沟。

（3）取下左半外胚层，在其内面可见由中胚层分化成的25对体节（红色）。

观察右半胚体，可见神经管（白色）头端已分化形成脑泡（前、中、后脑泡），其余的部分已分化为脊髓。前脑泡侧面有向外膨出的囊泡——视泡（白色）。位于脑部的神经嵴已分化为神经节（淡蓝色），由头端向尾端依次为三叉神经节、面神经节、舌咽神经节、迷走神经节，在面神经节和舌咽神经节之间有一个隆起——听泡（白色）。位于脊髓表面的神经嵴已形成脊神经节（淡蓝色），但各神经节仍未完全分开。神经管的腹侧有细而长的脊索及块状的椎骨（均为红色）。

（4）观察左半中胚层，在其表面可见间介中胚层分化形成的20条横行的小管——中肾小管（绿色），中肾小管一端与纵行的中肾管通连（绿色），中肾管向胚体尾侧延伸。

（5）取下左半中胚层观察右半胚体可见：

①原始消化管头端呈扁平膨大（头宽尾细）的漏斗状——原始咽，口咽膜已破裂；在原始咽的侧壁各发出5个袋状隆起（由前向后依次为第一至第五对咽囊）。

②咽囊腹侧有一小的隆起——动脉囊（红色），动脉囊已发出四对弓动脉，分别走行于相应的鳃沟内（红色），它们在原始咽的背侧分别与左、右背主动脉相连，

并在尾端汇合成一条背主动脉。前肠腹侧心包腔内的原始心管已弯曲成"S"形。

③在动脉囊的头端有一隆起(绿色),它是甲状腺的原基。在原始咽的尾端腹侧,内胚层形成一个长的盲囊——喉气管憩室(喉、气管、肺的原基)。肝憩室(咖啡色)增大伸入到原始横膈(粉红色)内。

④中肠腹侧仍与卵黄蒂相通,在其背侧有原始肠系膜(红色)。后肠末端扩大形成泄殖腔,其侧壁有中肾管(绿色)通入。体蒂内有尿囊及脐血管。

模型 17

约为胚胎发育第五周。可以观察到以下内容。

胚体弯曲成"C"形,头大、尾细。头部腹侧有原始口腔与前肠相通,原始口腔侧壁为上颌突,在颌突上方是鼻板,其中央有鼻窝(卵圆形凹陷),鼻窝两侧的隆起分别为内、外侧鼻突。上颌突与外侧鼻突之间有晶状体板(圆形凹陷)。颈部有三对鳃沟(背腹方向的条形凹陷),第三至第四对鳃弓已形成颈窦。在胸部腹侧有心包隆起。胚体侧壁有上下两对勺状的隆起——上、下肢芽。脐带已经形成(圆柱状),内有脐动脉、脐静脉、卵黄蒂、尿囊的断面。

1) 打开左半外胚层,观察右半胚体,可见:

(1) 神经系统和感觉器官:前脑泡头端膨大——端脑、尾端形成间脑;中脑泡已形成中脑;后脑泡已形成菱脑。视泡远端已形成视杯。菱脑的侧面由前向后可见三叉神经、面神经、舌咽神经、迷走神经。听泡已能区分出半规管和耳蜗管(白色)、内淋巴管(蓝色)。脊髓细而长,侧面有 31 对脊神经节和脊神经(黄色)。

(2) 神经管的腹侧有细而长的脊索及块状的椎骨(均为红色)。

(3) 泌尿系统:在左半中胚层的背侧可见保留的中肾小管和中肾管,其内侧的隆起为生殖腺嵴(红色)。另外还有前主静脉和后主静脉(蓝色)。

2) 打开左半中胚层,观察右半胚体,可见:

(1) 前肠:头端呈扁平漏斗状的原始咽及侧壁的 5 对咽囊,第三、四对咽囊腹侧分化为胸腺原基(紫罗兰色);背侧分化为甲状旁腺原基(淡蓝色);第 5 对咽囊分化为后鳃体(绿色)。在原始咽的腹侧有两个并列的隆起——甲状腺原基(绿色);还有动脉囊、背主动脉以及位于咽囊之间的 6 对弓动脉。喉气管憩室近端已分化成喉、气管,远端分为两支,即左、右肺芽。

(2) 消化系统:原始咽尾侧已形成细长的食管,食管尾侧的前肠已形成胃的原基。十二指肠已弯曲成马蹄形,形成"U"中肠袢,其顶端与卵黄蒂相连,尾支上有一囊状膨大——盲肠突。在胃与十二指肠交界处背、腹侧有胰腺原基(绿色)。肝憩室头支已在原始横膈中形成肝的原基(咖啡色),尾支形成胆囊(绿色)。左、右卵黄静脉已被包入肝。胃的背侧有脾的原基(浅紫色)。后肠末端膨大形成泄殖腔(尚未完全分隔)。

(3) 泌尿系统:在泄殖腔腹侧尿生殖窦的侧壁有中肾管通入(绿色),中肾管末端向背侧发出的输尿管芽(绿色)和中肾嵴细胞形成的生后肾组织(紫罗兰色)共同组成后肾。

(4) 心脏:心脏已分为心球、心室、心房和静脉窦,心脏外形已基本建立。

(二) 胎儿、胎盘、胎膜与子宫关系的模型

妊娠第五周的子宫剖面模型,观察以下结构:

首先区分子宫体、子宫底、子宫颈及阴道。

子宫壁外层为浆膜和肌层(灰蓝色),内层为蜕膜(粉红色)。区分壁蜕膜、包蜕膜、基蜕膜三部分。在壁蜕膜和包蜕膜之间有一腔(是什么腔?),以后此腔随着胎儿的长大逐渐减小,最终消失,壁蜕膜与包蜕膜融合。

(1) 观察位于羊膜腔(浅蓝色)内的胎儿,此时的胚胎弯曲呈"C"形,头大尾细,突向羊膜腔,借脐带与胎盘相连。脐带外包羊膜(蓝色),内有一对脐动脉(蓝色)、一根脐静脉(红色)以及尿囊(黄色)。眼鼻耳原基已出现,上下肢芽也已出现。羊膜腔外包羊膜,由内层的羊膜上皮(浅蓝色)和外层的胚外中胚层(玫红色)组成。

(2) 绒毛膜分为两部分:平滑绒毛膜(内层为玫红色,外层为绿色)与包蜕膜相贴,其与羊膜之间尚有胚外体腔。丛密绒毛膜与基蜕膜相贴,其上有几个大的绒毛干,绒毛干上发出树状分支的游离绒毛伸入绒毛间隙内,绒毛内有血管与脐动脉和脐静脉相连。

(3) 胎盘由两部分组成:胎儿的丛密绒毛膜,在绒毛干的周围有绒毛间隙(其内充以谁的血液?)。母体的基蜕膜,基蜕膜上有数个胎盘隔伸入绒毛间隙内,可见螺旋动脉开口于绒毛间隙(胎盘内两套血液循环是什么关系?)。

(三) 胚胎实物标本

观察各发育阶段的正常胚胎标本、各种畸形胎儿标本及正常成熟的胎盘标本等。

【实验报告】

思考题

(1) 叙述精子获能的定义及部位。

(2) 叙述受精的过程及意义。

（3）胚泡是如何形成的？它的结构如何？上、下两个胚层是如何形成的？

（4）叙述内、中、外三个胚层的形成。

（5）分别叙述内、中、外胚层主要分化形成的组织和器官。

（6）叙述胚泡植入的过程及正常部位。

（7）蜕膜的形成过程，分为哪几个部分？叙述其形成过程。

（8）叙述胎盘的结构及功能。

（9）胚胎发育早期胎盘屏障是如何组成的？它有何功能？

（10）绒毛膜是如何形成的？它以后如何演变？

（卓煜娅）

第二节　颜面发生
（occurrence of facies）

【实验目的】

（1）通过观察颜面发生模型了解鳃弓的发生、颜面的形成和腭的发生。

（2）熟悉常见颜面畸形发生的原因。

【实验内容】

（一）鳃器的发生

胚胎发育第四至第五周时，头部两侧间充质增生，形成左右对称的 6 对柱状隆起，即为鳃弓。相邻鳃弓之间的凹陷为鳃沟，有 5 对。与此同时，原始咽侧壁内胚层向外膨出形成 5 对囊状突起，称咽囊。膨出的咽囊和凹陷的鳃沟相对应，两者之间的薄层结构为鳃膜。6 对鳃弓、5 对鳃沟、5 对咽囊和 5 对鳃膜统称为鳃器。

（二）颜面形成

（1）胚胎发育第四周时，颜面部有 5 个突起和 1 个凹陷，即 1 个额鼻突、1 对上颌突、1 对下颌突和被围在中央的 1 个口凹，口凹即原始口腔，口凹底为口咽膜，此乃早期颜面。

（2）在额鼻突下缘两侧，局部外胚层增生形成鼻板，鼻板中央凹陷形成鼻窝，鼻窝外侧的突起称为内侧鼻突；鼻窝外侧的突起称为外侧鼻突。此时，颜面部有 9 个突起：即 1 个额鼻突、1 对上颌突、1 对下颌突、1 对内侧鼻突、1 对外侧鼻突。颜面的形成与 9 个突起有关。

（3）颜面演化与 9 个突起有关，由两侧向中央方向生长、愈合、发展。左右上颌突向中线生长发育，形成上颌和上唇外侧；左右下颌突向中线生长发育形成下颌和下唇；左右内侧鼻突彼此靠拢，向下方迁移并与上颌突愈合形成人中和上唇中部；左右外侧鼻突发育形成鼻外侧壁和鼻翼；额鼻突的上部发育形成前额，下部发育形成鼻梁和鼻尖。

眼的发生最初发生于额鼻突的外侧，两眼相距较远，由于颅脑发育增大及颜面形成过程中向中央生长，两眼也向中线靠近。

外耳道由第一鳃沟演变而来，鳃沟周围组织增生形成外耳部，第一鳃沟对应的鳃膜演变为鼓膜。

（三）腭的发生

腭的发生有两个来源：正中腭突和外侧腭突。正中腭突是左右内侧鼻突愈合后向原始口腔生长的一短小突起；外侧腭突是左右上颌突向原始口腔生长的一对扁平突起。左右外侧腭突向中线方向生长、愈合，形成腭大部分，其前缘与正中腭突愈合。腭的发育将原始口腔与原始鼻腔分隔开，形成永久性口腔和鼻腔。

【实验报告】

思考题

（1）何谓鳃器？人胚发育过程中鳃器的存在有何意义？
（2）简述早期颜面结构以及颜面演化过程。
（3）根据所学的颜面发生知识解释唇裂、面斜裂的发生原因。
（4）简述腭的发生过程及腭裂的发生原因。
（5）外耳是如何演变的？

（贾雪梅）

第三节 泌尿系统和生殖系统的发生
（urinary and reproductive system of generation）

【实验目的】

（1）了解前肾和中肾的发生。

（2）掌握后肾的发生（输尿管芽和生后肾组织的形成及演变）。

（3）了解泄殖腔的分隔及演变、尿生殖窦的形成、膀胱和尿道的发生。

（4）掌握泌尿系统发生的常见畸形。

（5）掌握睾丸和卵巢的发生。

（6）掌握男、女性生殖管道的发生与演变。

（7）掌握生殖系统发生的常见畸形。

【实验内容】

（一）泌尿、生殖系统发生模型

本套模型共 3 只，均为胚体下半部横断面，展示中肾、后肾、输尿管、膀胱的发生，泄殖腔的分隔，原始生殖腺的发生，生殖管道的发生及演变，外生殖器的发生等。

模型 1

第五周胚体下半部模型

1）横断面由背侧向腹侧观察

（1）胚体背侧有神经管及两侧的神经嵴（均为蓝色）。神经管的腹侧是脊索（红色）。脊索腹侧有背主动脉及分支（红色），背主动脉两侧是一对后主静脉（蓝色）。

（2）突向腹腔内的两个纵行隆起为尿生殖嵴（浅米色），其内有弯曲的中肾小管（咖啡色）。中肾小管内侧端膨大凹陷形成肾小囊（内有背主动脉分支形成的毛细血管球），外侧端通入纵行的中肾管（咖啡色）。尿生殖嵴腹侧（未来的生殖腺嵴）中可见初级性索（粉红色）（初级性索是如何形成的？）。

(3) 腹面正中有中胚层形成的背系膜(浅米色),其内包有后肠(黄色)。

(4) 脐带中可见尿囊管(黄色),泄殖腔膜上端间充质增生在正中形成一个小的隆起——生殖结节。

2) 由侧面观察

(1) 尿生殖嵴是一对纵行的隆起,此时在尿生殖嵴上纵沟尚不明显,故还无法分辨中肾嵴和生殖腺嵴。在尿生殖嵴的侧面有纵行的中肾管。

(2) 后肠的末端膨大形成的泄殖腔(黄色),此时还未完全分隔开(由什么分隔?),但已能够区分腹侧的尿生殖窦和背侧的直肠。中肾管末端通入尿生殖窦,在其末端近尿生殖窦处向背侧头端发出一盲管——输尿管芽,输尿管芽长入中肾嵴尾端的中胚层组织中,并诱导中肾嵴细胞形成生后肾原基(咖啡色的点状隆起)。

模型 2

第六周胚体下半部模型

1) 横断面由背侧向腹侧观察

(1) 背侧可见神经管(浅蓝色),在神经管的腹侧有原始椎骨(粉红色)、背主动脉及后主静脉。

(2) 尿生殖嵴上已出现一条纵沟,将其分为外侧的中肾嵴及内侧的生殖腺嵴。中肾嵴中的中肾小管伸长弯曲,可见肾小囊、毛细血管球。生殖腺嵴中的初级性索清晰可见,其中已有原始生殖细胞(黄色)(它来自于何处?)。此时的生殖腺从组织结构上还无法区分性别,称未分化性腺。

(3) 背系膜、后肠、脐带等结构同前一个模型。

(4) 生殖结节更加明显。

2) 由侧面观察

能够看见尿生殖嵴分成外侧的中肾嵴(粗而长)及内侧的生殖腺嵴(细而短)。尿直肠隔(浅米色)继续增长,但泄殖腔仍未完全分隔。后肾(咖啡色)已形成,输尿管仍开口于中肾管并由它开口于尿生殖窦。

模型 3

第八周胚体下半部模型:

(1) 神经管、原始椎骨、背主动脉、后主静脉、后肠、脐尿管等结构同前面的模型。

(2) 观察肾、输尿管、膀胱的发生及变化

①肾:大部分中肾小管已退化,后肾的外形已显现,但位置仍位于盆腔(如停留在此,会形成什么畸形?)。此时的肾门朝向腹侧。

②泄殖腔:已由尿直肠隔完全分隔,背侧为直肠,腹侧为尿生殖窦,泄殖腔膜

也被分为背侧的肛膜和腹侧的尿生殖窦膜。

③膀胱:由尿生殖窦的上段膨大而成,顶端与脐尿管相连(脐尿管出生前后演化成什么结构?)。随着膀胱的发育,输尿管起始端以下的中肾管被并入膀胱,故此时的中肾管和输尿管分别开口于膀胱。

(3)观察原始生殖腺的发生:观察生殖腺嵴能够看见原始生殖腺明显增大并突向腹腔。其内能够清晰地看见初级性索和原始生殖细胞。

如胚胎细胞的性染色体是 XY,生殖腺分化为睾丸。初级性索发育形成睾丸索,以后靠近门的部分相互连接形成睾丸网。第四个月时,睾丸索分化成弯曲而细长的生精小管。生精小管之间的一部分间充质分化为间质细胞。

如胚胎细胞的性染色体是 XX,生殖腺分化为卵巢。第十周时生殖腺嵴表面上皮再次增生,形成次级性索(皮质索),初级性索退化。第四个月时,次级性索被分隔成许多孤立的细胞团——原始卵泡。

(4)生殖管道的发生和演变:此模型上能够看见两套生殖管道:一套是中肾管;另一套是中肾旁管(它是如何形成的?)。中肾旁管上段在此模型上已被切除,模型中可见其断面(咖啡色)位于中肾管的腹侧,中段从中肾管的腹侧越过,左右两侧中肾旁管的下端向内侧尾端伸长并在身体正中合并(若未合并会出现什么畸形?)。如生殖腺分化为睾丸,中肾旁管退化(为什么会退化?)。中肾管分化为附睾管、输精管、射精管等。如生殖腺分化为卵巢,中肾管退化(为什么会退化?);中肾旁管分化为输卵管、子宫等。生殖结节进一步增长形成初阴(此时从外阴部的结构上还无法区分性别)。

【实验报告】

思考题

(1)肾的发生经历哪三个阶段?
(2)尿生殖嵴是如何形成的?它以后分成哪两个部分?
(3)叙述后肾的发生与演变。
(4)尿生殖窦是如何形成的?它以后如何形成膀胱和输尿管?
(5)中肾旁管是如何形成的?它在不同的性别是如何演变的?
(6)叙述多囊肾、双输尿管及异位肾的发生原因。
(7)叙述生殖腺的发生与分化。
(8)叙述隐睾及先天性腹股沟疝发生的原因。
(9)叙述双子宫及双角子宫发生的原因。

(卓煜娅)

第四节　心血管系统的发生
（heart and blood vessels system of generation）

【实验目的】

（1）了解心脏的发生和心管的形成、转位及分部。

（2）掌握心脏内部的分隔。重点掌握心房和心室的分隔。

（3）掌握动脉干和心球的分隔。

（4）了解静脉窦的演变。

（5）了解胎儿血液循环途径、特点及出生后改变。

（6）掌握心脏发生的常见畸形：房间隔缺损、室间隔缺损、法洛四联症、动脉导管未闭等。

【实验内容】

心脏发生的模型：本套模型共12只，逐一观察了解人胚心脏发生的过程，包括心脏外形的演变和心脏内部的分隔。

（一）模型1～5（心脏外形的建立及静脉窦的演变）

模型1

此时，生心板形成的一对心管随着胚盘的卷折已融合成一条心管（玫红色）。模型中心包腔及心背系膜等均未显示出来。由于心管各段生长速度的不同，心管上出现了3个膨大，由头端向尾端依次为心球（玫红色）、心室（红色）、心房（暗红色）。心球头端与动脉干相连，动脉干上接第一对弓动脉（暗红色），心房尾端为静脉窦（蓝色），分为左右两角（分别接受哪三条静脉回流的血液？）。

由于心管的生长速度比心包腔快，心管无法伸直发展而出现弯曲。心球和心室之间发生"U"形弯曲——球室袢，随着心管进一步生长和转位，心房逐渐移向心室背侧（该模型中此弯曲尚未到位，故心管的"S"形弯曲不明显）。静脉窦仍未从原始横隔中游离出来。

模型2

从此模型上观察,心管仍在继续生长和转位。从心管腹面由头端向尾端依次观察:动脉干的头端已出现第一、二对弓动脉(红色);心球弯向腹侧、右下方;心室位于下方偏左;心房位于心室的背侧;静脉窦已逐渐从原始横膈中游离出来。静脉窦左右角更为明显。

模型 3

此模型上心管已弯曲呈"S"形,已初具成体心脏的外形。从心管腹面由头端向尾端依次观察:动脉干的头端有 3 对弓动脉(第三、四、六对),弓动脉腹侧是动脉囊。动脉干和心球呈管状,心球的尾端与心室之间有一浅沟——球室沟。心房位于动脉干的背侧,向左右两侧膨出(为什么?);心室与心房之间有较深的房室沟。

从心管的背面观察:静脉窦位于心房的背侧,在其横部有卵黄静脉及脐静脉的断面。

模型 4

此模型的外形与模型 3 相似,但弓动脉、动脉囊及部分动脉干被切除。

心球的尾端及心室的腹侧被部分切除,通过被切除的部位能够看见此时的心脏内部还未进行分隔。

模型 5

相当于人胚发育第五周初的心脏,此时的心脏已具成体心脏的外形。从心脏腹面观察:心球尾端已被融入心室,形成原始右心室,原来的心室形成原始左心室;左、右心室之间的表面有一浅沟——室间沟。心室与心房之间的房室沟清晰可见。从心脏背面观察:静脉窦右角较大,有上、下腔静脉通入。在静脉窦横部的上方有一条肺静脉(粉红色)通入原始左心室,其远端分左、右两支。

(二) 模型 6~8 (均为心脏正中冠状切面,显示房室管、心房、心室的分隔)

模型 6

可观察到以下内容。

1) 从心脏背侧壁内表面观察:

(1) 房室管的分隔:模型中可见在心房与心室交界处有一狭窄的通道——房室管,在其腹侧壁和背侧壁的正中各有一隆起——腹、背侧心内膜垫(红色),左、右房室管口的组织已开始增生(灰色),请思考其以后形成什么结构?

(2) 心房的分隔:观察心房,可见心房背侧壁正中有一隔膜向着心内膜垫的方向生长——第一房间隔(灰色),在第一房间隔的下方有一孔——第一房间孔。右心房背侧壁上可见上、下腔静脉的入口,入口处有静脉瓣(右侧为蓝色,左侧为灰色)。左心房背侧头端有肺静脉的入口(灰色)。

(3)心室的分隔:观察心室,可见心室底壁组织已开始向上凸起,形成室间隔的肌部,其游离缘与心内膜垫之间有一较大的孔。

2)从心脏背面观察

可见通入静脉窦右角的上、下腔静脉、退化的静脉窦左角、冠状窦及两条肺静脉。

模型7

可观察到以下内容。

1)从心脏背侧壁内表面观察

(1)房室管的分隔:此时房室管背、腹心内膜垫已经融合,将房室管分为左、右房室孔;左、右房室孔处已分别形成了二尖瓣和三尖瓣(分别为红色、玫红色)。

(2)心房的分隔:第一房间隔下方的第一房间孔已封闭,在其上方又出现一孔——第二房间孔。第一房间隔的右侧已长出一较厚的隔膜——第二房间隔(黄色),此隔下方留有一孔——卵圆孔。右心房上、下腔静脉的入口处可见静脉瓣,左心房内可见一个肺静脉的入口。

(3)心室的分隔:室间隔的肌部继续向心内膜垫方向伸展,在其与心内膜垫之间留有一孔——室间孔(该孔以后如何封闭?)。

2)从心脏背面观察

可见上、下腔静脉及冠状窦;肺静脉左、右属支已各分为两支。

模型8

相当于第八周人胚心脏,心脏内部的分隔已经完成。从心脏背侧壁内表面观察,可见以下内容。

(1)左、右房室孔处可见发育完善的二尖瓣和三尖瓣。

(2)观察心房,区分第一房间隔和第二房间隔;从右心房侧可见卵圆孔及卵圆孔瓣,右心房背侧壁可见下腔静脉瓣。从左心房侧可见第二房间孔。左心房背侧壁的肺静脉入口已有4个(为什么?)。

(3)观察心室,室间孔已由室间隔膜部封闭(它是由哪几个来源的组织形成?),左、右心室被完全分隔。

从心脏背面观察:静脉窦右角被吸收并入右心房,形成永久性右心房光滑部。

静脉窦左角远端形成一根静脉——左房斜静脉(由冠状窦走向左心房),近端形成冠状窦,由冠状窦向下走行的一条静脉为心中静脉。肺静脉的根部及左、右属支被吸收并入左心房,故有4条肺静脉直接开口于左心房。

（三）模型9～12：动脉干和心球的分隔

在以下模型中,心室及心球的腹面、心房的左右侧面均被切除。

模型9

1）从心脏腹面观察

（1）可见动脉干头端的动脉囊及其发出的第三、四、五对弓动脉(红色)和第六对弓动脉(蓝色)。

（2）心室和心球腹面被切除,在心室内可见室间隔肌部及较大的室间孔。

（3）心球内可见对向生长的左、右球嵴(分别为浅蓝色和浅绿色)。

（4）从左心房向内观察可见第一房间隔及第一房间孔。

2）从心脏背面观察

可见通入静脉窦右角的上、下腔静脉,退化的静脉窦左角,冠状窦及两条肺静脉。

模型10

弓动脉及部分动脉干被切除。

1）从心脏腹面观察

（1）一对动脉干嵴(深绿色和深蓝色)和一对左、右球嵴相互连续,呈对向生长、螺旋状走行。

（2）心室的分隔尚未完成,可见室间孔。在左、右房室孔处可见二尖瓣和三尖瓣。

（3）从左心房向内观察可见第一房间隔及已逐渐变小的第一房间孔,在它的上部有若干针眼大小的孔(以后融合形成什么孔?)。从右心房向内观察可见第二房间隔已开始形成。

2）从心脏背面观察

上、下腔静脉较前一个模型中增粗,冠状窦及肺静脉同前。

模型11

可观察到以下内容。

1）从心脏腹面观察

（1）模型头端有第三、四对弓动脉和第六对弓动脉近端形成的左、右肺动脉(蓝色),动脉囊腹面被切除。

（2）动脉干嵴和左、右球嵴继续向中线生长已近融合；左、右球嵴的下缘已与室间隔肌部的前、后缘融合,封闭了室间孔的上部(室间孔的其余部分由何组织封闭?),此时室间孔仅为一个很小的孔。

（3）从左心房向内观察可见二尖瓣、第一房间隔及第二房间孔。从右心房向内观察可见三尖瓣、已发育完善的第二房间隔及卵圆孔；上、下腔静脉共同通入右心房及其入口处的静脉瓣。

2）从心脏背面观察

上、下腔静脉，冠状窦及肺静脉同前。

模型 12

可观察到以下内容。

1）从心脏腹面观察

（1）头端有主动脉弓和一对背主动脉（红色）。

（2）动脉干嵴和左、右球嵴已经合并形成一片螺旋状走行的嵴——主动脉肺动脉隔，此隔将动脉干和心球分成肺动脉干和升主动脉（并列而又相互缠绕）。肺动脉干与右心室相通，主动脉与左心室相通。左侧的肺动脉与左背主动脉相连——动脉导管（蓝色）。请思考：如果主动脉肺动脉隔分隔不均会出现哪些畸形？

（3）心室已被完全分隔，注意观察室间隔膜部（红、蓝、绿三色带白色点状的部分），你能根据这3种颜色说出它们各代表室间隔膜部的哪部分来源吗？

（4）从左心房向内观察可见二尖瓣、第一房间隔及第二房间孔。从右心房向内观察可见三尖瓣、已发育完善的第二房间隔及卵圆孔；上、下腔静脉共同通入右心房及其入口处的静脉瓣。你知道在胚胎期右心房的血液为什么会进入左心房吗？

2）从心脏背面观察

上、下腔静脉，冠状窦及肺静脉同前。

【实验报告】

思考题

（1）试述生心板的形成。

（2）试述心管的形成。

（3）试述心脏外形的演变。

（4）试述心房的分隔及房间隔缺损发生的原因。

（5）试述心室的分隔及室间隔缺损发生的原因。

（6）试述心球和动脉干的分隔与演变。

（7）试述法洛四联症发生的主要原因及其所包括的畸形。

（8）胎儿出生以后血液循环发生哪些变化？

（卓煜娅）

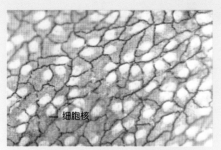

彩图 1　单层扁平上皮
（特殊染色　低倍）

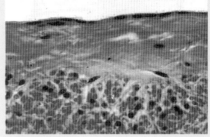

彩图 2　单层扁平上皮
（苏木精－伊红染色　高倍）

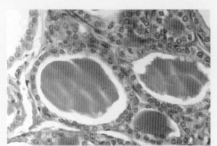

彩图 3　单层立方上皮
（苏木精－伊红染色　高倍）

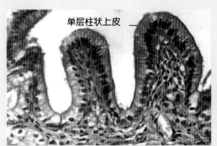

彩图 4　胆囊（单层柱状上皮）
（苏木精－伊红染色　低倍）

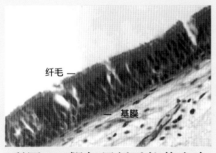

彩图 5　假复层纤毛柱状上皮
（苏木精－伊红染色　高倍）

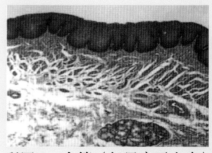

彩图 6　食管（复层扁平上皮）
（苏木精－伊红染色　低倍）

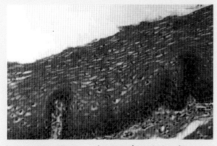

彩图 7　复层扁平上皮
（苏木精－伊红染色　高倍）

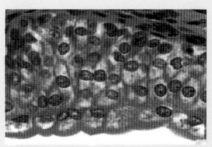

彩图 8　变移上皮（收缩期）
（苏木精－伊红染色　高倍）

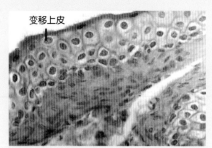

彩图 9　变移上皮（扩张期）
（特殊染色　低倍）

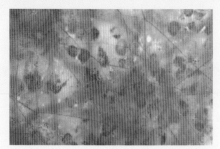

彩图 10　疏松结缔组织撕片
（特殊染色　高倍）

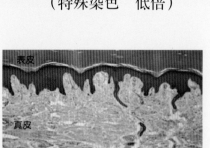

彩图 11　致密结缔组织切片
（苏木精－伊红染色　低倍）

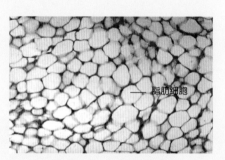

彩图 12　脂肪组织
（苏木精－伊红染色　高倍）

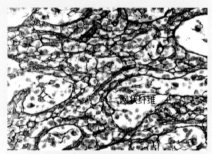

彩图 13　网状组织
（特殊染色　低倍）

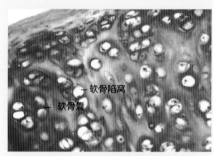

彩图 14　透明软骨
（苏木精－伊红染色　低倍）

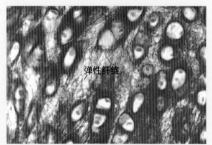

彩图 15　弹性软骨
（特殊染色　高倍）

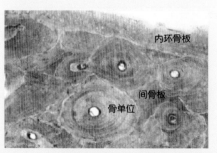

彩图 16　骨切片
（特殊染色　低倍）

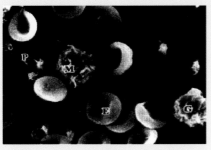

彩图 17　红细胞扫描电镜图

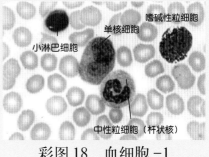

彩图 18　血细胞 -1

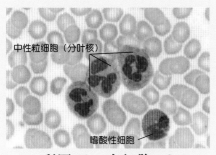

彩图 19　血细胞 -2

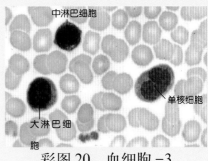

彩图 20　血细胞 -3

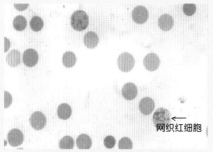

彩图 21　网织红细胞
（煌焦油蓝染色　油镜）

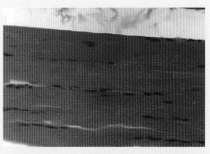

彩图 22　骨骼肌（纵切面）
（苏木精 - 伊红染色　低倍）

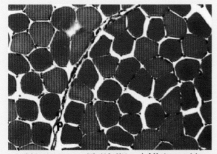

彩图 23　骨骼肌（横切面）
（苏木精 - 伊红染色　低倍）

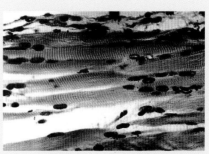

彩图 24　骨骼肌
（特殊染色　低倍）

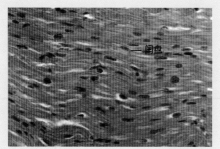

彩图 25 心肌（纵切面）
（苏木精－伊红染色 低倍）

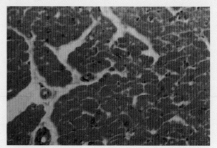

彩图 26 心肌（横切面）
（苏木精－伊红染色 低倍）

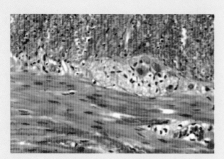

彩图 27 平滑肌
（苏木精－伊红染色 低倍）

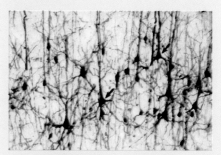

彩图 28 锥体细胞
（特殊染色 低倍）

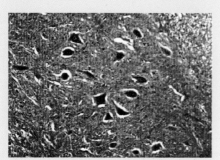

彩图 29 嗜染质
（苏木精－伊红染色 低倍）

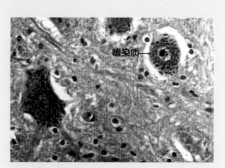

彩图 30 嗜染质
（苏木精－伊红染色 高倍）

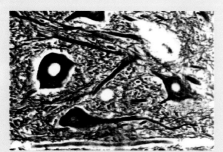

彩图 31 神经原纤维
（特殊染色 高倍）

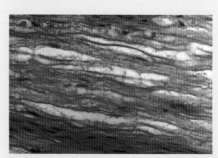

彩图 32 有髓神经纤维(纵切面)
（苏木精－伊红染色 高倍）

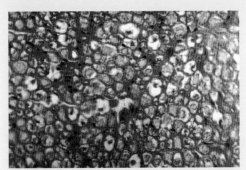

彩图 33　有髓神经纤维（横切面）
（苏木精－伊红染色　低倍）

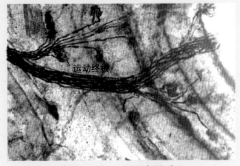

彩图 34　运动终板
（特殊染色　低倍）

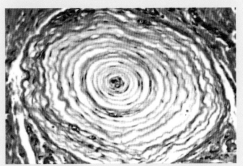

彩图 35　环层小体
（苏木精－伊红染色　高倍）

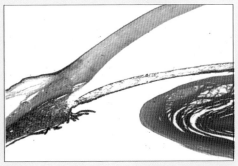

彩图 36　眼球
（苏木精－伊红染色　低倍）

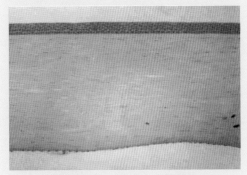

彩图 37　眼球（角膜）
（苏木精－伊红染色　高倍）

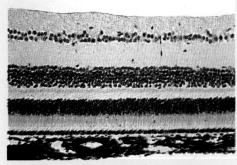

彩图 38　眼球（视网膜）
（苏木精－伊红染色　低倍）

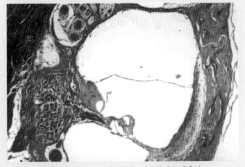

彩图 39　内耳（膜蜗管）
（苏木精－伊红染色　低倍）

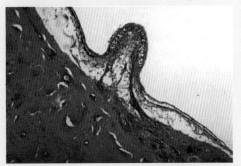

彩图 40　内耳（壶腹嵴）
（苏木精－伊红染色　高倍）

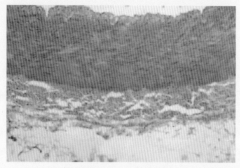

彩图 41 中动脉
（苏木精－伊红染色 低倍）

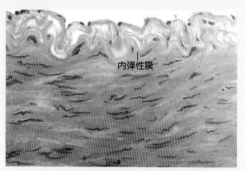

彩图 42 中动脉（内弹性膜）
（苏木精－伊红染色 高倍）

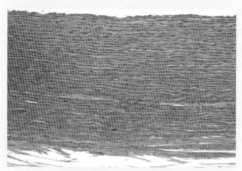

彩图 43 大动脉
（苏木精－伊红染色 低倍）

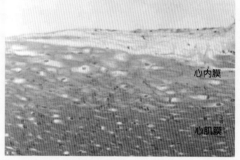

彩图 44 心脏
（苏木精－伊红染色 低倍）

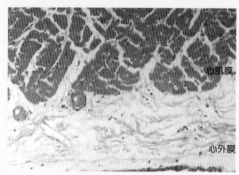

彩图 45 心脏
（苏木精－伊红染色 低倍）

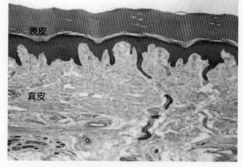

彩图 46 皮肤
（苏木精－伊红染色 低倍）

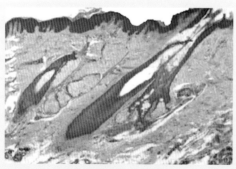

彩图 47 头皮
（苏木精－伊红染色 低倍）

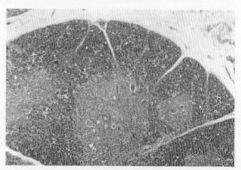

彩图 48 胸腺
（苏木精－伊红染色 低倍）

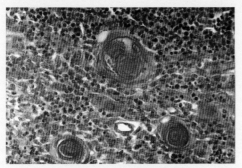

彩图 49　胸腺小体
（苏木精－伊红染色　高倍）

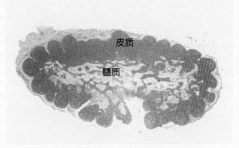

彩图 50　淋巴结
（苏木精－伊红染色　低倍）

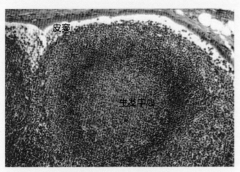

彩图 51　淋巴结
（苏木精－伊红染色　高倍）

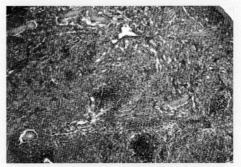

彩图 52　脾脏
（苏木精－伊红染色　低倍）

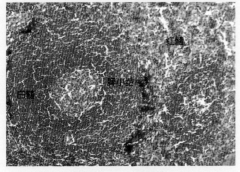

彩图 53　脾脏
（苏木精－伊红染色　低倍）

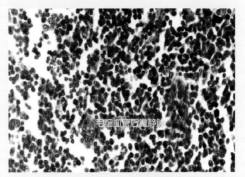

彩图 54　脾脏
（苏木精－伊红染色　高倍）

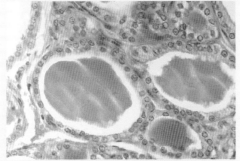

彩图 55　甲状腺
（苏木精－伊红染色　高倍）

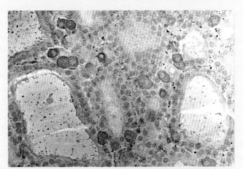

彩图 56　甲状腺滤泡旁细胞
（镀银染色　高倍）

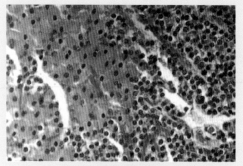

彩图 57　甲状旁腺
（苏木精－伊红染色　低倍）

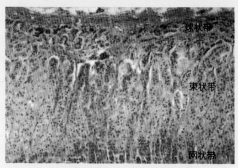

彩图 58　肾上腺
（苏木精－伊红染色　低倍）

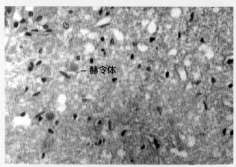

彩图 59　脑垂体神经部
（苏木精－伊红染色　低倍）

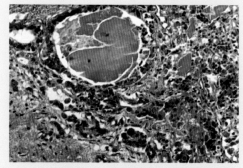

彩图 60　脑垂体中间部
（苏木精－伊红染色　低倍）

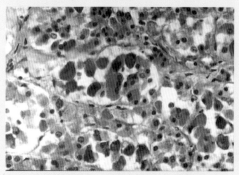

彩图 61　脑垂体远侧部
（苏木精－伊红染色　低倍）

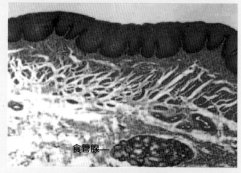

彩图 62　食管
（苏木精－伊红染色　低倍）

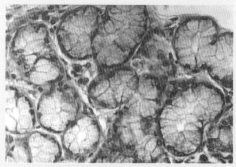

彩图 63　食管腺
（苏木精－伊红染色　高倍）

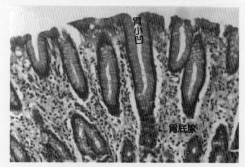

彩图 64　胃小凹
（苏木精－伊红染色　低倍）

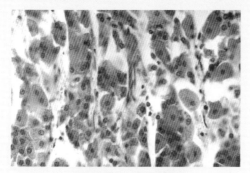

彩图 65　胃底腺
（苏木精－伊红染色　高倍）

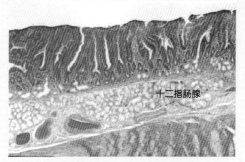

彩图 66　十二指肠
（苏木精－伊红染色　低倍）

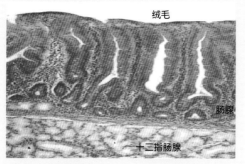

彩图 67　十二指肠腺
（苏木精－伊红染色　低倍）

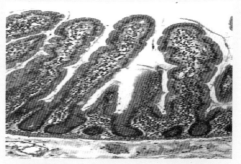

彩图 68　空肠（绒毛和肠腺）
（苏木精－伊红染色　低倍）

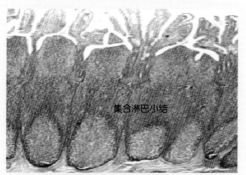

彩图 69　回肠
（苏木精－伊红染色　低倍）

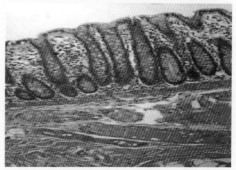

彩图 70　结肠
（苏木精－伊红染色　低倍）

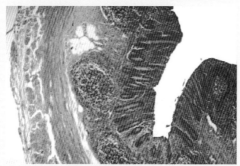

彩图 71　阑尾
（苏木精－伊红染色　低倍）

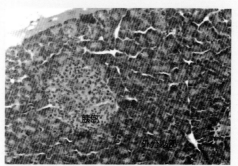

彩图 72　胰腺（胰岛）
（苏木精－伊红染色　低倍）

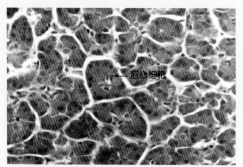

泡心细胞

彩图 73　胰腺（外分泌部）
（苏木精－伊红染色）

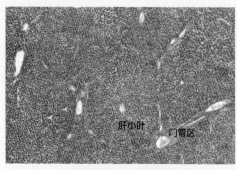

肝小叶　门管区

彩图 74　肝脏
（苏木精－伊红染色　低倍）

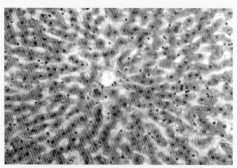

彩图 75　肝脏（肝小叶）
（苏木精－伊红染色　高倍）

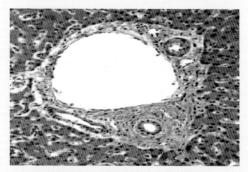

彩图 76　肝脏（门管区）
（苏木精－伊红染色　低倍）

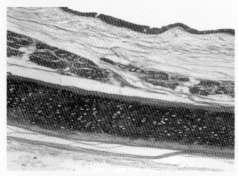

彩图 77　气管
（苏木精－伊红染色　低倍）

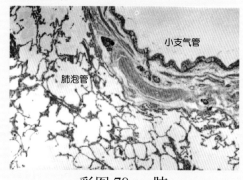

小支气管

肺泡管

彩图 78　肺
（苏木精－伊红染色　低倍）

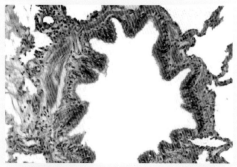

彩图 79　肺（终末细支气管）
（苏木精－伊红染色　低倍）

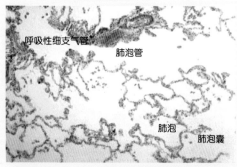

呼吸性细支气管

肺泡管

肺泡　肺泡囊

彩图 80　肺（呼吸性细支气管）
（苏木精－伊红染色　低倍）

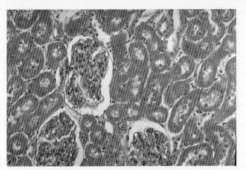

彩图 81　肾（皮质）
（苏木精－伊红染色　低倍）

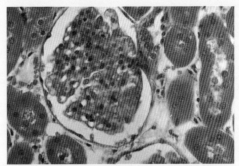

彩图 82　肾（肾小体、致密斑）
（苏木精－伊红染色　高倍）

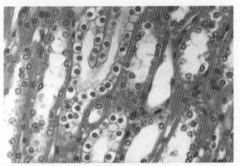

彩图 83　肾（髓质）
（苏木精－伊红染色　高倍）

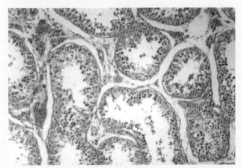

彩图 84　睾丸
（苏木精－伊红染色　低倍）

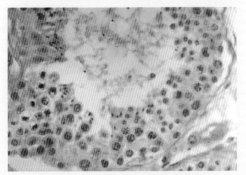

彩图 85　睾丸（生精小管）
（苏木精－伊红染色　高倍）

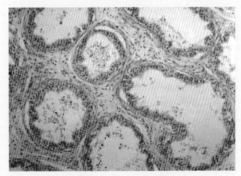

彩图 86　副睾
（苏木精－伊红染色　低倍）

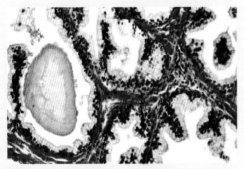

彩图 87　前列腺
（苏木精－伊红染色　低倍）

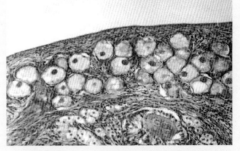

彩图 88　卵巢（原始卵泡）
（苏木精－伊红染色　低倍）

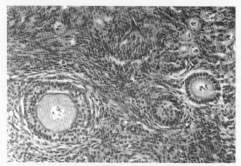

彩图 89　卵巢（初级卵泡）
（苏木精－伊红染色　低倍）

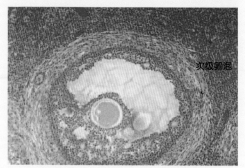

次级卵泡

彩图 90　卵巢（次级卵泡）
（苏木精－伊红染色　低倍）

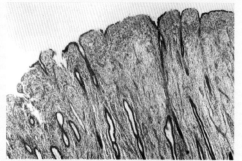

彩图 91　子宫(增生期)
（苏木精－伊红染色　低倍）

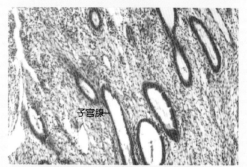

子宫腺

彩图 92　子宫(增生期)
（苏木精－伊红染色　高倍）

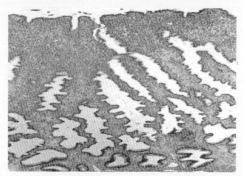

彩图 93　子宫(分泌期)
（苏木精－伊红染色　低倍）

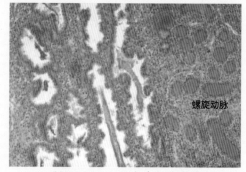

螺旋动脉

彩图 94　子宫(分泌期)
（苏木精－伊红染色　高倍）